JN330363

看護師のための

東洋医学入門

下平唯子
佐藤　弘
吉川　信
清藤和子 著

医歯薬出版株式会社

執筆者一覧

下《しも》平《だいら》唯《ゆい》子《こ》　一宮研伸大学看護学部教授
佐《さ》藤《とう》　弘《ひろし》　東京女子医科大学名誉教授
吉《きっ》川《かわ》　信《まこと》　日本鍼灸理療専門学校附属鍼灸院院長／一般財団法人東洋医学研究所主任研究員
清《きよ》藤《ふじ》和《かず》子《こ》　元・東京女子医科大学東洋医学研究所クリニック看護師主任

This book is originally published in Japanese
under the title of :

KANGOSHI-NO TAME-NO
TOYO IGAKU NYUMON
(An Introduction to Oriental Medicine for Nurses)

SHIMODAIRA, Yuiko et al.
SHIMODAIRA, Yuiko
Professor, Ichinomiya Kenshin College (School of Nursing)

ISHIYAKU PUBLISHERS, INC.
7-10, Honkomagome 1 chome, Bunkyo-ku,
Tokyo 113-8612, Japan

序　文

昨今のさまざまな技術革新や電子化によって，われわれの身の回りはその恩恵を受け，日々快適で便利な日常生活を過ごすことができるようになってきた．医療技術の進歩も著しく，精密な検査所見やデータに基づいて診断がなされ，高度な医療機器を用いた治療へと発展してきた．しかし，その反面，人々は検査データの数値に振り回されて一喜一憂したり，かえって気持ちが塞いだりすることも多くなってきている．高度先進医療の発展により，患者の訴えや気持ちは置き去りにされたまま，医療の独り歩きが加速化しているように思えてならない．

看護は，患者の持てる力を最大限に発揮できるよう援助することであるといわれている（薄井）．患者の訴えにまずじっくりと耳を傾け，その人に備わっている自然治癒力を高めるにはどうすればよいのかという看護の視点をもう一度振り返ってみたい．

そのために本書は，白か黒か判別することを得意とする西洋医学からグレイの部分をどのようにとらえ理解するのかという東洋医学の知識を深め，看護に活かす目的で書かれたものである．前半は，聞きなれない難解な用語がたくさん出てくるが，東洋医学の基本的概念について説明したものである．基礎的な知識を学んだうえで，後半ではどのように看護に活かすのか実践編である．しかし，ハウツーものではなく，東洋医学の知識を駆使して，人をどのようにとらえるかが大きなポイントになる．西洋と東洋医学の知識をバランスよく駆使し，その人に備わる自然治癒力の向上に貢献できることを祈っている．

2012年3月吉日

著者代表　下平唯子

東洋医学への Question

（1～9：佐藤弘，10：下平唯子）

I 東洋医学の基礎知識

（佐藤弘）

Ⅱ 看護アセスメントに活用できる東洋医学

（1～4：佐藤弘，5：吉川信）

Ⅲ 看護ケアに活用できる東洋医学

（1：吉川信，2～3：佐藤弘）

Ⅳ 看護への活用の実際

（1：下平唯子，2：清藤和子，コラム：穐山真理）

東洋医学への Question 1

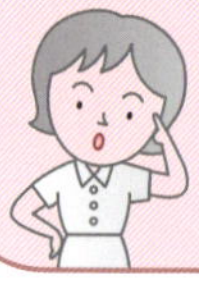

東洋医学と西洋医学の違いは何？

一番違うなと思うのは，自然に対する考え方ですね．

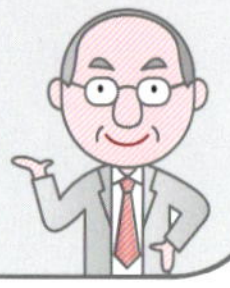

東洋医学では，経験や直感から得た知識をもとに健康を追求します．自然との相互関係をものすごく重視していて，“いかに自然に順応しながら，自分たちの健康と生活を維持するか”を考えます．それは，自然治癒力を重視したり，治療に漢方薬をつかったりするところに現れていますね．

それに対して，西洋医学（といっても，いろいろな考え方があるわけですが…）の場合は，人間の獲得した科学的知識によって自然や生命の仕組みを理解し，それを自然界に存在しない合成した物質を用いることで自分たちの都合のいいように変えていくことを追求しているように思います．

それでは，診断と治療の仕方，それに用いる概念の違いを紹介しましょう．

西洋医学はまず病気というものを決定し，それに有効な治療方法や薬を探すという道筋が一般的です．そして，その薬も科学を駆使してつくり出した物質，つまり天然になかった物質をおもにつかいます．また，病気の診断と治療が必ずしもリンクしていませんので，極端な場合，「診断がつきましたが，治療法がありません」ということもありえるのです．

一方，東洋医学では，診断と治療を一体のものと考えていて，ある治療によって症状が改善したときにはじめて，その診断が正しかったと考えます．ですから，実際の治療を行いながら，効いたか効かなかったかで診断の適否を判断します．効かない場合，あるいは効果が不十分な場合には，改善を求めて治療法を逐次修正していきます．いつもフィードバックしながら治療法を検討するわけですね．

時代的な背景もあって，病態の把握は感覚的で，解剖学においても臓器の実体を細分化して理解するのではなく，種々の証候をひとつの臓器の機能としてとらえています．診療のための情報は主観的情報をパターンとして認識します．また，五行論に表れているように，臓器の相互関係を重視する考え方，臓器に精神機能を付与する考え方もあります．このことから，心と体を切り離せないものと考えていることがわかるでしょう．とくに，体から心をみてコントロールしようとする点が注目されます．

病因の考え方についてもお話ししておきましょう．同じ感染源に暴露されても，発病者と非発病者がいることから，宿主側の条件も大きな要因であることが理解できると思います．東洋医学ではこの宿主の内部環境をいかに整えるかが治療上あるいは予防上重要であると考えていると思われます．また，病的部分を何がなんでも正常化する，排除する，という姿勢はとりません．病的部分を体の種々の不調和の表れととらえ，その不調和を調和させることを重視していると考えればよいでしょう．

東洋医学の治療法の主軸となる漢方薬は，天然にあるものを先人の経験をもとに組み合わせてつかっています．自然界に存在する成分を，体外・体内を通じて循環させているということです．また，「気血水」「臓腑」「経絡」などの概念を用いることで，西洋医学では理解できなかった現象を説明することができるんですよ．

それから，東洋医学には予防医学の側面もあります．「体調がよくないが，西洋医学では診断がつかない．しかし，それが後に病気になるかもしれない」という状態を，東洋医学では「未病」とよんでいます．病気の部分への治療を行うばかりではなく，未病の段階で治療することで病気に移行するのを防ぐことを提唱しています．

東洋医学への Question 2

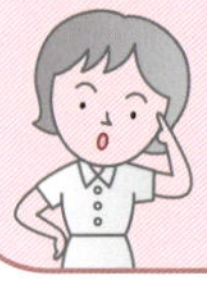

東洋医学の治療法にはどのようなものがあるの？

薬物療法（いわゆる漢方薬をつかった治療）と
鍼灸が二本柱です．

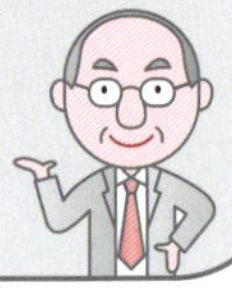

漢方薬と鍼灸は，車の両輪といってもよいと思います．その他に，あんま，導引，気功なども，広い意味での東洋医学に入れていいでしょう．それから，治療法というわけではないですが，治療の前提となる東洋医学の大切な考え方として「養生」があります．

そして，これらの治療法は組み合わせてつかうことで有効性が高まります．ただ，東洋医学の基本的な考え方としては，あくまでも養生を第一に考えて，それでうまくいかない場合に，薬物療法，鍼灸治療が行われ，さらに，あんまなど鍼灸以外の療法を組み合わせます．

薬物療法と鍼灸治療のそれぞれの役割を考えると，筋肉の凝りとか痛みといった運動器の症状などへの鍼灸の効果は大きいと考えています．内臓疾患についての効果の評価はなかなか難しいのですが，それでもいくつかの疾患で治療報告があります．

具体例をあげますと，漢方薬の治療でなかなか凝りなどが取れない症例には，鍼灸治療を勧めることが多いです．また，お灸は手技の難しさからすると，鍼よりは簡単にできます．慣れれば，患者自身あるいは家族が灸治療をすることができます．鍼治療と鍼治療の間に自宅で施灸することで，効果を持続させたり，よりよい効果を引き出したりすることが期待できます．

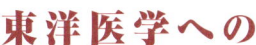

東洋医学への Question 3

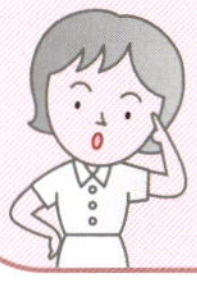

東洋医学はどんなときに使えるの？

まず，東洋医学の治療を行うことで，
よくなる可能性があるかどうかを考えます．

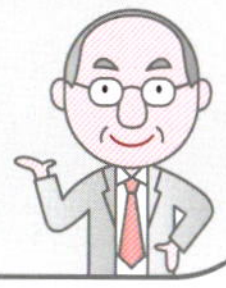

西洋医学にはいい治療手段がない場合，西洋医学の治療がうまくいかない場合，西洋医学の治療では副作用が出てしまい治療の継続ができない場合などに東洋医学が選択されることが多いのです．

次のような場合には，漢方薬がよく用いられます．

・機能性消化管障害
・自律神経失調症
・月経障害
・低血圧症
・虚弱児
・アトピー性皮膚炎
・認知症の周辺症状
・介護者と被介護者の関係
・いわゆる子どもの癇

西洋医学，東洋医学のどちらの治療法でも改善しうる患者さんの場合には，患者さんの選択によりますが，西洋医学の治療のほうがより確実に効率よく，あるいは安くできるならば，まずそちらを選ぶべきでしょう．

東洋医学への Question 4

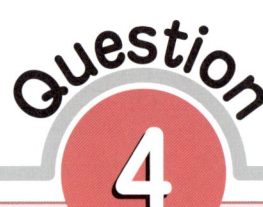

東洋医学はどんな患者さんにも使えるの？

漢方薬に関しては，ほとんど全ての患者さんに使えるといってよいでしょう．ただ，アレルギーがある方に対しては，注意しなければなりません．

漢方薬は天然のものからつくられていますが，だからといってアレルギーを避けては通れません．例えば，そばは天然のものですが，そのアレルギーは，命に関わることがあります．アレルギーかどうか難しいのですが，中には多種類の漢方薬に対して発疹，胃腸障害などの副作用が出る方も稀にいます．過去に漢方薬を服用して不都合な症状を呈した方では注意が必要です．このような方は漢方治療を受ける際に医師にその旨を申し出ることが必要となります．

鍼灸も，ほぼどんな患者さんにも試みてよいのではないでしょうか．発熱性疾患の方，感染性疾患の方など，いくつか避けたほうがいい病気，状態はあります．

それから，指圧は，適応できる患者さんの範囲がもっと広いかもしれないですね．特殊な状態を除けば，ほとんどの患者さんに試みる価値があると考えます．

西洋医学の治療を受けている患者さんでも，多くの場合で併用治療が可能と考えています．漢方薬では，治療対象となる病気によっては，避けたほうがよい処方，あるいは生薬があります．例えば，低カリウム血症に対する甘草含有処方，腎機能障害に対する麻黄含有処方などがあげられます．鍼灸治療においても，易化膿性疾患などには注意が必要です．特殊な場合を除いて，病人自身あるいは家族などによるベッドサイドや退院後のセルフメディケーションとして実施することもよいでしょう．灸，指圧などは積極的に行ってよいと考えています．

東洋医学への Question 5

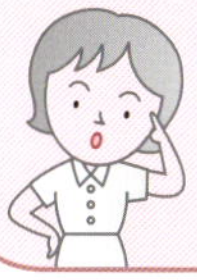

東洋医学は，続けないと効果がないの？

どのような病気を対象にするかで違います．

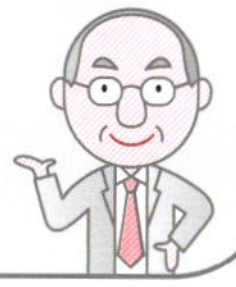

漢方治療のバイブルともいえる『傷寒論』はもともと急性熱性疾患の治療を論じた書物です．急性疾患を対象にした場合治癒に何カ月もかかってしまっては，治療効果があったとはいえませんね．

なぜ「漢方薬は長く飲まないと効かない」といわれるようになったかといいますと，慢性病の方とか，難病の方とか，治療法がない方などが期待して，あるいは最後の望みをかけて東洋医学を受診する場合が多く，東洋医学のほとんどがこうした疾患のある方を対象にしているからなのです．こうした慢性疾患においても患者さんにぴたっと合った処方を選択できたら，自覚症状はわりと早く改善します．2 週間とか，まあせいぜい 1 カ月というレベルです．もちろん長く続けないと効果がないこともありますが….

もうひとつの理由として，漢方治療の場合，必ずしも初回治療で適切な処方を選択できるわけではなく，処方を変えながら適切なものを探るために，どうしても時間を要することがあげられます．これは診断と治療が一体であることと関係します．だいたい 2 週ないし 4 週をひとつの区切りとしてその処方の効果を検証し，微調整するか，処方のグループを変えるかを判断します．また，慢性肝炎とか慢性腎炎とか，検査値が問題となるような病気の場合には，半年くらいしないと効果判定ができません．

ですから，続けないと効果が出ないこともあるし，そうでもないこともあります．場合によって違います．

東洋医学への Question 6

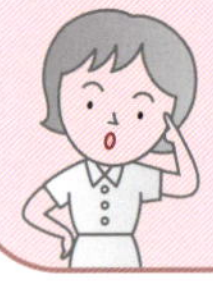

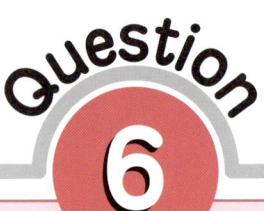

漢方薬には，副作用がないんですよね？

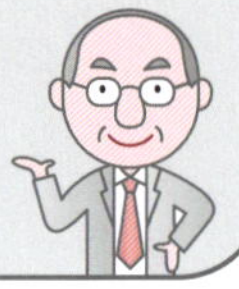

漢方薬といえども，副作用，有害事象というものがあります．

漢方薬による有害事象は，以下のように分類することができます．

一つ目は「誤治」です．本来，漢方医学の立場から投与してはいけないものがあるわけです．その場合は，副作用ではなくて「誤治」とよびます．つまり，結果的に判断ミスであったといえる場合ですね．

二つ目は，薬理作用から見て予測ができるもの，経験的に知られているものがあります．前者の例では，例えば，大黄などを投与すると下痢をします．これは大黄中の活性成分で理解できるのです．また，山梔子の長期投与に伴う腸間膜静脈硬化症の発症も報告されています．後者は予測できない副作用ですが，発疹や胃腸症状などが代表的です．

三つ目は，アレルギーに関連する副作用ですね．天然のものとはいえ，アレルギーには注意が必要です．一番注意しなければいけない病気は間質性肺炎です．間質性肺炎は，発見が遅れると死に至ります．次いで，肝機能障害にも注意が必要で，時に死亡例が報告されています．他には，泌尿器の障害として膀胱炎のような症状がみられたり，湿疹や皮膚炎を起こしたりする場合があります．

また，ごくまれですが，「瞑眩《めんげん》」というものが起こることがあります．これは，もともとあった症状が一時的に増悪した後，急速にもとの状態よりも改善する現象，あるいは，その人の治療対象に全く無関係な症状が出て，それを契機にいままであった症状がなくなってしまう現象のことです．その予期しない一過性の症状増悪ないし出現が，副作用のように見えるわけです．

一番怖いのは，副作用に気づかずにずっと飲み続けることですから，おかしいなと思ったときには，まずやめる．そして，すぐに処方した医師や薬剤師に相談してください．

東洋医学へのQuestion 7

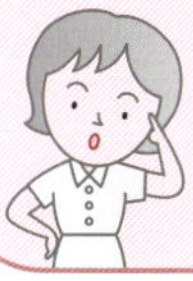

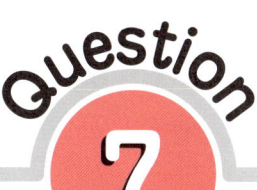

子ども，妊娠中の方が漢方薬を服用する際の注意点は？

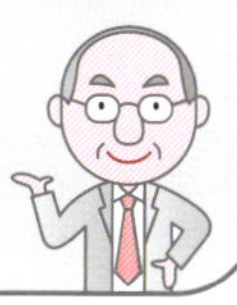

子どもに漢方薬を処方する際，親が服用させようとする意思を明確にもってもらうことが大事になります．

煎じ薬など「こんなまずいものを子どもが飲むだろうか？」と思うこともあるのですが，意外と飲んでくれます．例えば，アトピーでかゆくてしようがないときに，飲んで効果を実感して自分から飲むようになる子は結構いますね．しかし，親が嫌々与えたら子供は飲まないかもしれない．「こんなまずいものを飲ませるんですか？」という親がいましたが，その子どもは飲まなかったのです．つまり，親の治療に対する態度が大きく影響すると思います．それから，乳児の場合には，エキス剤をペースト状にしたものを口腔粘膜にすりつけるなどします．どうしても飲みにくいと訴える場合には，ゼリーが用意されていますので，これを利用することもよいでしょう．うまく工夫して対応することで結構飲んでくれます．子どもの薬の分量は西洋薬と同様です．

授乳中の場合，例えば，便秘に使う大黄などですと，子どもが下痢することがあるかもしれません．お母さんの治療目的で処方する場合，母乳に移行することもありますので，母体の状況だけではなくて，子どもの状態もよく観察しておくことが必要になってきます．それから，母親に薬を飲ませて乳児の病気を治すという経母乳的な治療もあります．

妊娠中の場合，いま日本で一般的に使っている処方の場合には，必要に応じて使っても問題ないと考えられます．また，安胎薬として漢方薬を使っている人もいます．私自身は妊娠中には，漢方薬といえども基本的に投与していませんが，愁訴の程度が強い患者さんで，そのこと自体が非常にストレスになっている場合には漢方薬を使うことがあります．ただし，大黄，紅花，桃仁（モモの種），牡丹皮（ボタンの根の皮）などの駆瘀血薬とよばれているものは要注意生薬といわれていますので，使用する際には，短期にとどめたほうがよいと考えています．

東洋医学への Question 8

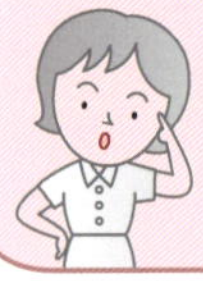

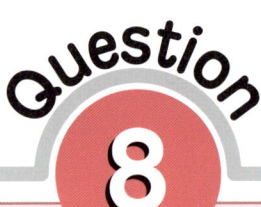

鍼は痛くないの？　また，鍼灸はどこで受けられるの？

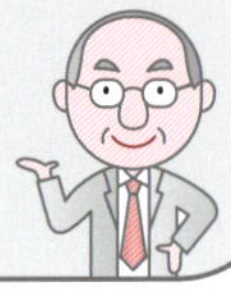

痛いということはまず考えなくていいと思います．苦痛もあまりないです．むしろ心地よい刺激となりえます．

日本の鍼と中国の鍼は太さがかなり違っていて，日本の針は細いですね．髪の毛ぐらいで非常に細いものです．

鍼灸治療は，基本的に保険医療機関ではできないことになっています．仮に無料でもできません．厚生労働大臣の認める治療法のなかに鍼灸は入っていないという解釈です．ただし，保険医療機関でも一部では先端医療として，その治療が認められています．医療機関のなかでは，自由診療で鍼灸治療が受けられます．それから，施術所，鍼灸治療施設ではもちろん可能ですよ．

鍼を刺入したときに，重いような，だるいような特殊な感覚を生ずることがあり，これを「得気《とくき》」と呼んでいます．この得気を病所に感じると心地よく感じることが多いのですが，しばしばこれを痛みとして訴える方がいます．得気を起こすか起こさないかは，病態や患者の感受性などによって使い分けます．

また，鍼灸は健康保険で受けることができます．保険医療機関以外で受けた治療費をいったん窓口で全額支払った後，保険者（健康保険組合など）に医療費を請求することで現金で支払われる制度があります（療養費払いといいます）．ただし，いくつかの制約があります．①医師の診断書または同意書が必要であること，②治療期間中に同じ病名で保険医療機関での治療を受けた場合は支給されないこと，③適応疾患が決まっていることなどです．適応疾患としては，神経痛，リウマチ，頸肩腕症候群，五十肩，腰痛症，頸椎捻挫後遺症の 6 疾患に限られています．

東洋医学へのQuestion 9

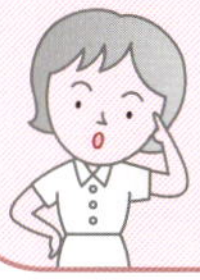

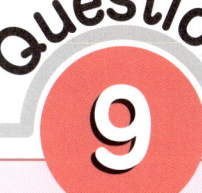

養生って何？

日常の生活，食べ物，睡眠，心の持ち方などを通して，健康を維持・増進することです．

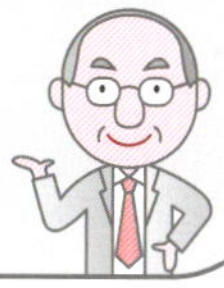

長生きを目的とするためではなく，「自然にかなった生活をしていると，もともともっている寿命まで生きられる」という発想が東洋医学の養生です．ですから，70 歳の寿命を 80 歳に延ばそうというものではなく，養生しないと，本来の寿命である 70 歳まで生きられず，それ以前の命で終わってしまうという考え方です．

養生の基本は，自然と人間は切り離せないとする「身土不二」の考え方です．そのなかには，土地と季節に応じたものを大事にしましょうということがあります．例えば，食べ物はその土地でとれた旬のものを食べるのがよいのです．ですから，養生の考え方では，冬にスイカを食べたり，よその土地でしかとれないものを食べたりすることは，自然に反していることになります．

また，何でも丸ごと食えとする「一物全体食」の発想があります．ひとつの生命体が命を保つのに必要としていたすべての要素をいただこうという考え方です. 肉でいうと, 我々は美味しい霜降りの肉ばかり食べて他は食べない．それでは，バランスを欠くことになってしまいます．全体のバランスがとれた食事が重要なのです．五行や陰陽で，中庸を大事することと似ていますね．

それから，精神状態が病気の発生に大きく関与しているという「心身一元論」の考え方があります．養生では，感情のコントロール，とくに怒りのコントロールの重要性を説いています．完璧さを求めず，「世の中そんなものさ」と受けとめる寛容さが大事です．欲望をいかにコントロールするかが重要ともいわれています．

東洋医学への Question 10

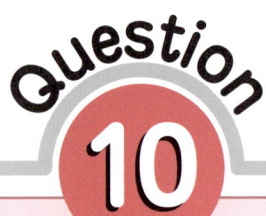

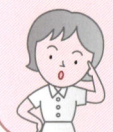

看護にどういかすの？ 患者さんの訴えを受け止めるってどういうこと？

患者さんの主観的な訴えをありのままに受け止めましょう.

看護の基礎を学んだときに，看護の“看”という字は『手を患者さんに当て目で患者さんをよく診て観察し，手当てをすることの意味がある』ということを教えられたと思います．また，病気を持つ患者さんを“木”を見て“森”を見ずではなく，森全体を見渡せるように患者さんの全体像をとらえることの重要性についても学んだことと思います．そして，臨床現場でもつねにその看護の原点を念頭におき，日々のケアに取り組んでいます．そのような日々の看護業務のなかで私たちは，時折，訴えの多い患者さんをケアすることがあります．

例えば，「医学的データには何の異常もないと言われ，他のことに夢中になっていれば何も感じないが，ふと我に返ると皮膚の違和感を抱く」「痛みや痺れ感が足の裏から心臓まで這い上がって行くような感じ」「耳の後ろを何かが這い回って動く感じ」などの訴えを幾度となく聞くと，「また変なことを言っている」と聞き流したり，不定愁訴の多い人とラベルをはったりしてはいないでしょうか．次第にその患者さんの訴えが疎ましくなり，何となく病室から足が遠ざかったりしていることを反省することもあります．「患者の訴えは主観的なものであり，患者さんが痛みを感じるときは，痛みは存在するものである」と理論的にはわかっていながらも対処方法がわからないと，多くの看護師は「訴えられても原因がわからないし，対処のしようがない」という思いを抱くことにつながりやすいのです．

そんなとき，東洋医学の知識（例えば，陰陽，虚実や気血のバランスの崩れや，経絡の知識）が少しでもあると，「あっ，そうか，患者のこの訴えは経絡に沿って起こっているのだ」などと患者の訴えを了解することができることもあります．すると，患者も「この看護師は自分のことをわかろうとしてくれるているんだ」という安心感を抱き，看護師との信頼関係が強化されることにつながります．西洋医学でも東洋医学でも患者さんの全体像を捉えようとする点は同じですが，東洋医学の視点からみることで患者さんの訴えを了解する仕方の幅が広がるといえるのです．

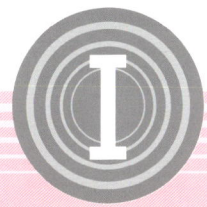

I 東洋医学の基礎知識

1 東洋医学・漢方医学とは？　—医療の歴史

① 東洋医学・漢方医学とは？

東洋医学とは，本来東洋に起源をもつ医学の総称である．アラビアを起源とする医学はユナニ，インドを起源とする医学はアーユルベーダ，そして，中国を起源とする医学は周辺諸国へ伝えられ，現在，中国では中医学として，韓国では韓医学として，わが国では漢方医学と称されている．

漢方医学の「漢」は古代中国の国名で，漢字の漢のごとく中国を意味する表現であり，「方」は医術を意味する．もともとわが国に伝承されてきた薬物やそれを用いた医学を含めて和漢医薬学とよばれることもある．すなわち漢方とは，字義通り解釈すれば古代中国を起源とする医術を指す言葉といえる．しかし，現在わが国で漢方といった場合，現在中国で行われている伝統医学である中医学に対し，日本化された中国系伝統医学を漢方と呼ぶことが多い．広義には，鍼灸，導引，養生など中国系医学全般を含むと考えられるが，狭義には，鍼灸療法と対比する意味で湯液（漢方薬）治療を漢方ないしは漢方医学とよぶこともある．

漢方医学というと，中国が本場だといわれることが多いが，日本で伝承，発展してきた側面をもち，現代の中医学とは別ものだということもできる．江戸時代の日本において，医学に対して実証的な見方をしようとする流れが出て，それが中国の医学と大きな違いの基盤になっているといわれる．中でも特筆されてよいものに腹診法の体系化，管針法の発明と医学文献の考証を行う考証学の発展が挙げられる．また，明治の医制改革において近代医学を修めなければ医師免許を与えないとされた．このことにより，漢方医学は風前の灯火の状況下に陥ったが，治療技術の優秀性に気づいた先駆者がすぐさま表れた．こうした先達により，漢方医学の命脈は保たれ引き継がれていくことになる．

こうして，わが国では近代医学を学んだ者でないと医師免許がとれないため，つねに近代医学との接点を持ちながら，また，同じ医師の中で近代医学と伝統医学を同時に行える状況を可能としたことが特徴といえる．

2 漢方医学の歴史

紀元前の医学

現在最も古い医学に関する文字情報は，生薬のひとつである竜骨に書かれた甲骨文字とされ，紀元前1384～1112年のものと推定されている．医療の内容までは伝わっていないが，呪術的医療ではなく，すでに経験的な医療が先行していたと考えられている．

古代中国の医療をうかがい知ることができる史料として，『史記』（著者：司馬遷）に書かれている扁鵲《へんじゃく》に関する記述がある．古代中国きっての名医である扁鵲が，死んだと言われていた太子が仮死状態であることを見抜いて蘇生させた話，桓侯《かんこう》に謁見し病気であることを見抜いた話が残っている．後者の例では，直接診察するのではなく，見る（視診・望診）だけでも，身体の状態を診断し得ること，しかも病気の進行の仕方が，肌から血脈，胃腸，骨髄と進行し，それぞれの部位に病があれば薬物・膏薬や，針，薬酒が効くが，骨髄に達すれば不治となると考えていたことが理解できる．つまり一定の治療方針がすでにその時代にできていたことを意味している．また，扁鵲は，不治の一例として「巫を信じて医を信じざればすなわち不治」と述べたとされおり，すでにこの時代に医学と宗教が明らかに分離していたことがわかる．

最古の医書は，前漢時代に著されたとされる馬王堆遺跡出土品とされ，約14種の医書があるとされる．ここには，灸療法の記載があり，鍼より灸療法が先行していたこと，十二経脈でなく十一経脈（五臓六腑に対応）が認識されていたこと，さらに薬物療法，房中術（性に関する書物で，わが国に現存する最古の医書とされる『医心方』には存在），体操の一種である導引図などがある．

紀元前・紀元後の医学

紀元前後，前漢から後漢の時代に，中国医学三大古典とされる『黄帝内経』（素問・霊枢），『神農本草経』『傷寒雑病論（傷寒論・金匱要略）』の3書の原書が著わされたとされる（表1-1）．

『神農本草経』は薬物学の祖で，薬を「上品《じょうほん》」「中品《ちゅうほん》」「下品《げほん》」に分けている点が特徴である．上品は「身を軽くして元気を益して老いず，寿命を延ばす」というような不老長寿の薬である．中品は「病を遏《とど》め，虚羸を補う」とされ，病気に罹りにくくし，やせた状態を回復させる．漢方では，単に病気の治療に対する作用を持つものだけでなく，いわゆる不老長寿とか体質強化とかの作用を持つものも薬としていることがわかる．下品は「寒熱邪気を除き，積聚を破り，疾を愈す」とされ，病気の治療を目的とする薬である（p.74参照）．この分類に従えば，近代医学における医薬品は殆ど下品に分類される．また，薬物間の相互作用について6種（単独の作用を含めて七情とよんでいる）あげている．

『黄帝内経』は主として鍼灸理論の基礎になる本で，陰陽説，五行説を中心として医療の体系が組み立てられている．陰陽とは，あらゆる事象を相対立する2つの要素の消長，運動などで，五行とは，あらゆる事象を5つの要素の関連，相互作用によって理解しようとする考えである．端的にいえば，要素間の調和をいかにとるかということであり，そのバランスの崩れが病気であ

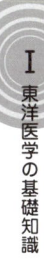

表 1-1 中国医学の三大古典

前漢から後漢時代に原書が成立した.

神農本草経
365 種の薬物を上中下に分類
君臣左使（処方中の地位）
薬物の相互作用を記載（七情）
黄帝内経
素問，霊枢の 2 書が伝来．陰陽五行説
素問：医学理論（生理・衛生・病理など）が主
霊枢：臨床医学に重点（鍼灸術の経典）
傷寒雑病論（傷寒論・金匱要略）
薬物治療のバイブル
傷寒論：急性熱性病（病気の流れを六時期に分類），六病位
金匱要略：慢性期（病名別の治療）

るというとらえ方をする．病気のときには，どこにアンバランスがあるかを探り，そのアンバランスを調整していくことが治療の根本となる．

『傷寒雑病論』は薬物療法の基礎になる本で，現在は『傷寒論』および『金匱要略』として伝わる．葛根湯，小柴胡湯など現在でもよく使用されている処方の原典である．これらの他にも，現在使われている漢方薬の多くが，すでにこの時代につくられていたことがわかる．傷寒論をみてみると，葛根湯は「太陽病，項背強ばること几几《しゅしゅ》，汗なく，悪風するは，葛根湯これを主《つかさど》る」とあり，この文章が葛根湯を使うべき病態を提示している．次に，葛根湯の構成生薬と分量が記してあり，各構成生薬の処理の仕方，そして煎じ方が書いてある．最初に出てくる処方である桂枝湯には，さらに経過の見方が記載されており，基本的にはこのやりかたで経過をみることが要求されている．このように細かい指示が『傷寒論』には載っている．現在でも本書が臨床的な価値を失っていないことは驚異的である．一方，西洋医学に関する医書を調べてみると，2000 年前の医書に載っている治療法が現在の医療に直接役立っているだろうか．「ヒポクラテスの誓い」は残っていても，彼らが実際行った治療法が今使われているということはないように思う．

以後，中国ではおびただしい書物が著わされ，わが国に大きな影響を与えた書物も多い．詳細は他書を参照されたい．

日本における医学の流れ

日本へ医書をはじめて日本に伝えたのは知聡で，562 年だったとする記録が残されている．奈良時代の律令制度下では医針生の試験がなされ，使用すべき医書が指定されており，かなりの医書が持ち込まれていたことが理解できる．中国では，王朝の交代時に医書が焼かれたりなどして散逸してしまった医書があるといわれるが，中国では散逸して伝わっていない書物の一部をうかがい知ることができるという意味で，非常に貴重な書物がわが国にはある．その代表的な医書のひとつが『医心方』で，現存する日本最古の医書とされる．

現在わが国で行われている漢方医学の基礎となったのは，安土桃山時代に田代三喜が明の医学を持ち帰ったことから始まる．これが曲直瀬道三に引き継がれ，後に後世派とよばれる一派を形成する．江戸時代中期に古《いにしえ》に戻ること（『傷寒論』への回帰）を主張する一派が台頭し，後に古方派と呼ばれるようになる．この一派はそれまでの観念的な医学理論への批判勢力として，実証的な立場を主張した．これが中国における医学と漢方医学を分ける点になったといわれる．その後，折衷派も生じ，実地臨床を重要視するこの流れがわが国において主流を占めるに至った．折衷派の中には，1810年に経口麻酔薬である麻沸湯（チョウセンアサガオを主要生薬とする）を用いて世界ではじめて乳がん手術を行った華岡青洲のように漢蘭折衷の立場もあった．

現代化への道のり

1895年，帝国議会は漢方医学の存続議決を否決し，漢方医学は正統医学から排除された．すなわち，医師となるためには西洋医学を修めることが義務づけられた．しかし，その後すぐに治療医学としての優秀性を主張する医師が現れ，彼に触発された医師の出現などで何とか命脈を保ち，昭和初期に復興運動が起こり，漢方医学の継承と発展が図られた．漢方医学継承には薬学関係者の寄与も忘れてはならない．

戦後，日本東洋医学会が1950年に設立された．1976年に，医療用漢方製剤42処方が保険薬価収載されたことが契機となり，以後漢方薬が見直されていく．1991年には念願の日本医学会への加入が認められた．2001年3月には，医学部教育上画期的なこととしてコアカリキュラムに「和漢薬を概説できる」という項目が明記された．このことは，明治以降，正統的な医学教育から排除されてきた漢方医学が正式に医学教育に導入され，医学部学生全員が漢方医学教育を受けるようになったことを意味する．2007年には，漢方内科，漢方婦人科など既存の診療科の上に漢方を冠する形で診療科表記が可能となった．

現在，漢方薬を使用する医師は90%ともいわれるほど日常臨床の中に根づいている．保険医療の中に漢方薬が導入されていることが最大の要因であるが，近年，漢方薬治療に関するエビデンスが集積されつつあることももうひとつの要因であろう．

わが国は，近代医学が高度に発達しており，漢方治療との共同でよりよい治療を目指すということでは最も有利な地位にあると考えられる．看護の立場に立ったときも全く同じであろう．

2 基本となる概念の理解

1 気・血・水

漢方医学においては，我々の体内に「気・血・水」という要素の存在を仮定し，これら気血水が調和し順調に循環している状態を健康とし，何らかの原因（外因，内因，不内外因）によってこの気血水の調和や循環が乱された状態を病気ととらえている（図 1-1）．したがって，病人を診たとき，どこに調和の乱れがあり，循環の障害があるかをとらえ，それを是正することが治療になる．

気血水というと，何か荒唐無稽な要素と映るかもしれない．しかし，「気」という文字を含む言葉は日常よく使っている．「あの人元気なのか」「あの人やる気あるわね」「きょうは気力ないんだけどな」「気が滅入る」「気分がすぐれない」などたくさん存在する．それらの気の意味を考えると，生命エネルギー的なもの，心あるいは精神をあらわすものとして使われているようである．気体，空気のようにガスを示すこともある．体の中では，肺，消化管にこのガスは存在する．これらが気の具体的な内容である．

「血」の実体は血液を指し，これに含まれている栄養素なども含む．気との関係でいえば，気の作用が発現する際の物質的基盤となる．

「水」は血から分かれたもので，各種の体液などのことである．

気血水と分類したが，実際には相互に関連し合って存在し，ひとつの要素に異常をきたすと，他の要素にも影響を与える．また，血水が単独で動くというより気とともに動くと考えられる．

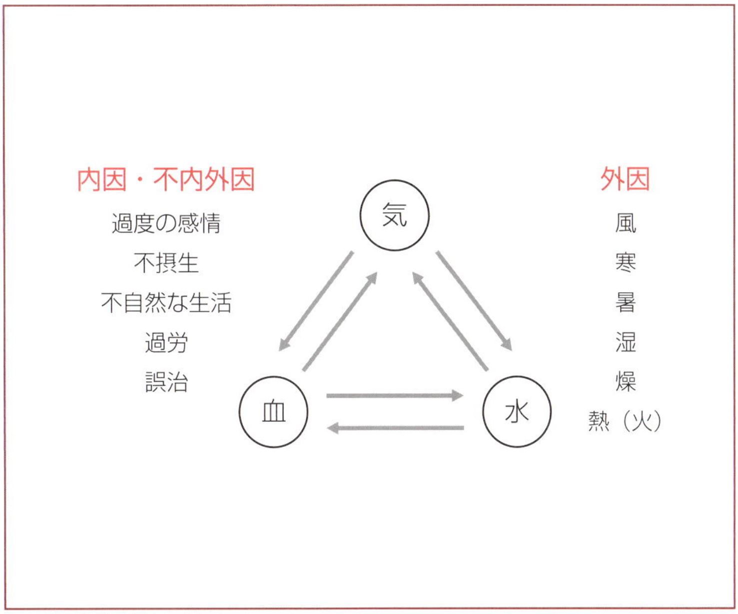

図 1-1　気血水の調和と調和を乱す原因

気

気は全宇宙を貫いて存在し，人間などの生命体はこの気が凝集したものととらえ，その気が離散した状態が死とするという．人間を小宇宙，自然界を大宇宙ととらえるが，我々は小宇宙と大宇宙の間で気を相互にやりとりしながら生命活動を営んでいる．生き物は閉鎖系のように見えるが，外部に開放されている部分があるのである．

我々の体内にある気には，親から受け継いだ気（先天の気）と，日々取り入れなければならない気（後天の気）の２つがある．前者は「腎」に備わっており，後者には「肺」「脾」と２つの門戸がある．肺は呼吸を通して天の気を体内に入れる．脾は近代医学でいう脾臓とは異なり，消化器機能を指し，食べ物の消化を通して地の気を取り入れ，大便，小便として地に戻すのである．これら後天の気と先天の気が合わさったものが，我々の体内の気を構成しているというような考え方をとっている（図 1-2）．

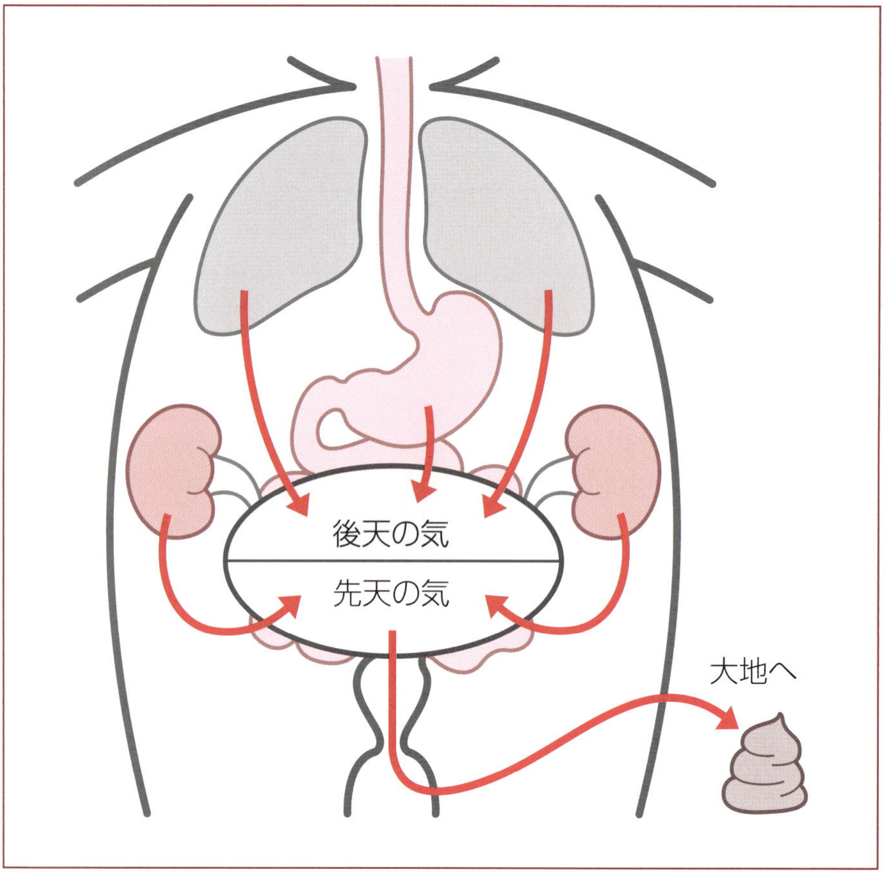

図 1-2　気と開放系

気と感情

気と感情との関係は，『黄帝内経』素問に記述がある．怒ると気が上る（かっかかっかする），喜ぶと気が緩み，悲しむと気が消沈してしまい，恐れると気が下がり，驚くと気が乱れ，思いが過ぎると気が結ぼれる．つまり，感情が過度になると，それぞれ気の乱れが生じると考えているのである．感情心理的要因が病気の発症に関与していることを認識していた．こうした感情は，五臓と密接な関連があるとされ，その関連は，怒と肝，喜と心，思と脾，悲・憂と肺，驚・恐と腎という具合である．

気　逆

気は陰陽でいうと陽に相当し，上に行きやすい．気が身体上部に偏よると，のぼせて顔が赤くなり，逆に身体下部では気が不足するため冷えの症状が出る．気逆という状態である．この状態には頭痛，動悸などを認める．ホットフラッシュも気逆の症状のひとつである．桂皮，黄連などを配合した処方を用いる．代表的な処方には，桂枝湯，黄連解毒湯などがある．

気うつ

気がめぐらなくなると，抑うつ的な気分になったり，不安感が出たり，喉に何か詰まった感じの訴えがみられたりする．治療としては，香りのいいもの，ホウの木の樹皮（厚朴），紫蘇，香附子（ハマスゲ）を用いる．代表的な処方は半夏厚朴湯で，とくに喉に何か詰まった感じがするという訴えなどによく使われる．香蘇散もよく用いられる．

気　虚

気が不足した状態，パワー不足の状態である．疲れやすい，だるいなどが代表的な症状である．一般に胃腸虚弱者が多い．治療としては，人参あるいは人参と黄耆両方を含む処方をよく用いる．四君子湯が基本治療処方で，この処方から派生した六君子湯，補中益気湯がその代表的処方である．

以上，気の存在とその働きを仮定すると，説明できる症状が数多くあることがわかると思う．

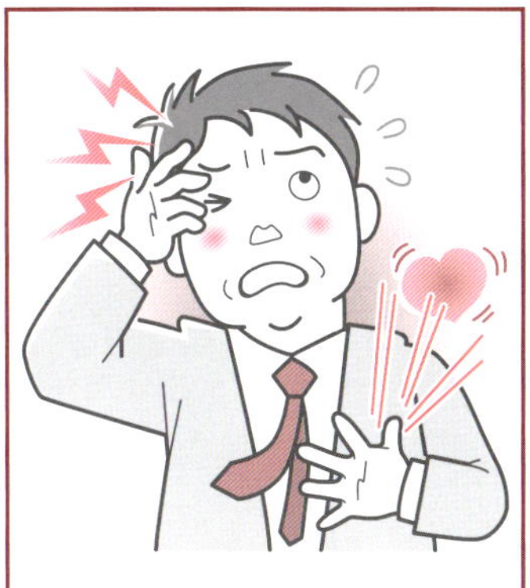
気逆

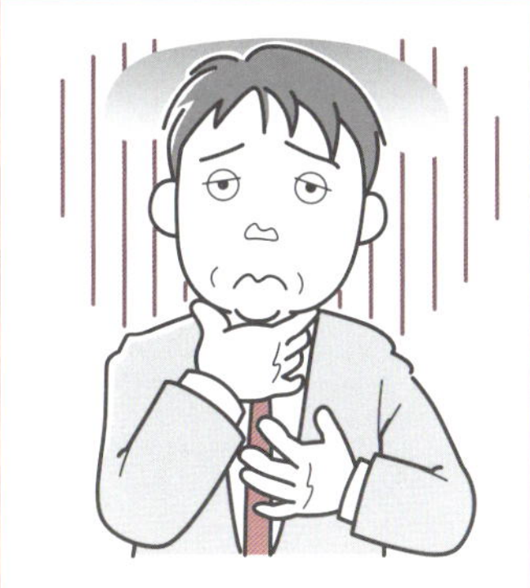
気うつ

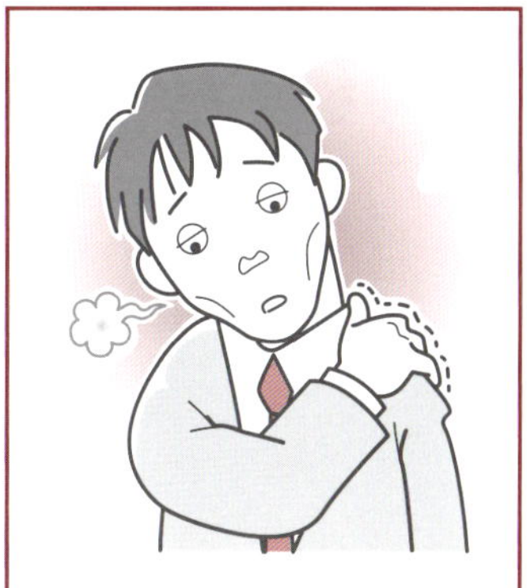
気虚

血

血に異常をきたした状態としては瘀血と血虚がある．

瘀　血

瘀血は生理的血液が滞った状態をさすとされる．また，女性にみられる月経血，打撲後の内出血などのように，血液としての作用を失ったものも指す．この瘀血は，種々の病的状態で引き起こされ，とくに慢性の病気が進行するにしたがって症状があらわれやすくなる．あるいは，瘀血を起こしやすい体質的な素因がある場合もある．

瘀血の存在を推定するには診察所見が重要である．まず皮膚と粘膜がうっ血していないかをみる．例えば，唇，歯肉，舌などの色調が暗赤色ないし紫色である，あざができやすい，静脈の怒張が強い場合（静脈瘤など）には瘀血を疑う．下腹部を触診し，臍傍あるいは腸骨窩に抵抗圧痛（瘀血の腹証）を認めると瘀血の存在を疑う．

自覚症状としては，各種の月経異常，ガスの貯留はないのに下腹が張るとの訴えも瘀血を疑う要因のひとつである．

治療としては，桃仁（モモの種），牡丹皮（ボタンの根の皮），当帰，川芎などを配合した処方を用いる．桂枝茯苓丸，当帰芍薬散，桃核承気湯，大黄牡丹皮湯などが代表的処方である．

血　虚

血液の量的不足（貧血）あるいは作用不足の状態を血虚とよんでいる．症候としては，貧血の他，貧血がなくとも皮膚や粘膜が乾燥している状態，光がまぶしい，爪のもろさ，薄毛や抜け毛，筋肉の痙攣などがある．治療としては，当帰，川芎，地黄の配合した処方を用いることが多い．この３つの生薬に芍薬が加わった四物湯が血虚の基本治療処方である．女性患者の場合，四物湯を飲んで体調がよくなると，化粧ののりがよくなることもある．

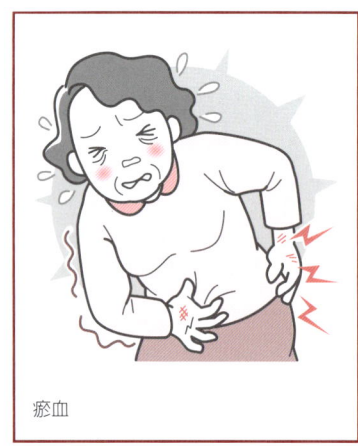

瘀血

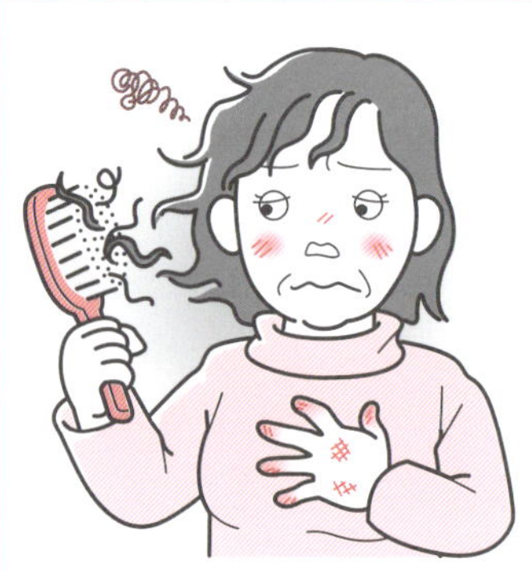
血虚

水

水の異常は，一般に水毒あるいは水滞とよんでいる．各種体液の過不足あるいは分布の異常をさすと考えられる．全身の水が過剰になったり，分布の偏在により過剰になったりすると浮腫として現れる．アトピー性皮膚炎でも浸出液の多い状態，水泡形成皮膚疾患，じんましんなども漢方医学的には水毒ととらえる．消化器・呼吸器疾患・泌尿器疾患にみられる体液の分泌ないし排泄異常，頭痛，めまいも水毒としてあらわれることが非常に多い．乗り物酔い，低気圧が近づいてくると体調が悪くなるという場合も水の異常として五苓散を処方すると奏功することしばしばである．関節症候も水毒ととらえ治療するとよくなることがある．

また，「怪病は水の変」なる言葉があり，不可解な病気を水毒として治療するとよくなることがあるとの意味である．

以上，気血水の異常時に見られる代表的な症候と治療を表 1-2 に掲げる．

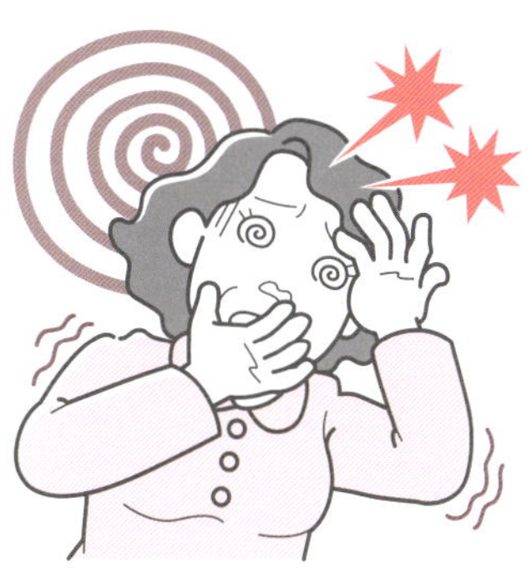

水滞

表 1-2　気血水異常時に現れる症候と治療

◎　気の異常

①気逆（上衝）：気が上へ逆流する状態	
症候	冷えのぼせ，動悸，頭痛，顔面紅潮など
生薬	桂枝，黄連など
処方	桂枝湯，黄連解毒湯など
②気うつ：気が循環障害をきたした状態	
症候	抑欝気分，不安感，喉の異物感，ガスの貯留など
生薬	厚朴，蘇葉，香附子など
処方	半夏厚朴湯，香蘇散など
③気虚：気が不足した状態	
症候	気力の低下，疲れ易い，寝汗など
生薬	人参，黄耆など
処方	六君子湯，人参湯，補中益気湯，十全大補湯など

◎　血の異常

①瘀血：非生理的血液の滞った状態で，種々の病的状態でひきおこされたり，あるいは病的状態の素因をなすもの	
症候	皮膚粘膜の欝血・暗赤色・紫色化，紫斑，静脈怒張，月経異常，下腹部の抵抗・圧痛（瘀血の腹証），下腹部の膨満感，口をすすぎたい，物忘れ
生薬	桃仁，牡丹皮，当帰，川芎など
処方	桂枝茯苓丸，桃核承気湯，大黄牡丹皮湯，当帰芍薬散
②血虚：血の量的質的不足状態	
症候	貧血，皮膚・粘膜の枯燥，羞明，筋肉の痙攣など
生薬	当帰，川芎，地黄，芍薬
処方	四物湯，四物湯を含む処方（十全大補湯，温清飲など）

◎　水の異常（水毒）

①概念：水の過剰あるいは分布異常によってひきおこされた病的状態	
症候	②の項目を参照
生薬	茯苓，朮，沢瀉，半夏，麻黄など
処方	五苓散，防已黄耆湯，二陳湯など
②領域別にみた水毒の症状	
全身症状	浮腫（むくみ），浮腫感，身体が重たい
消化器症状	下痢，嘔吐，便秘，唾液分泌
呼吸器症状	喀痰，喘鳴，動悸
精神神経症状	頭痛，めまい，耳鳴
泌尿器症状	乏尿，多尿
運動器症状	関節痛，関節腫脹，関節水腫
皮膚症状	水疱形成疾患，じんましん，浸出液の多い疾患
その他	怪病は痰（水毒）として治療

2 陰　陽

気血水が乱されると種々の症候がみられることを先に述べた．次に，こうした異常を別の観点からみてみる．

中国医学の根底を流れる思想的背景には陰陽説と五行説があるとされる．陰陽説は，この世界のあらゆる事象事物を陰と陽２つの要素の運動，消長，転化などから説明しようとする．詳細は他書に譲るが，概略を述べる．

陰陽の考え方は，いろいろな事象，事物に応用できるが，具体的なものを表 1-3 に示す．陰陽は対立しているようにみえるが，これは絶対的なものではなく，相対的なものである．相手に対して陽あるいは陰と考えていることに注目する．例えば，男は女に対しては陽である．しかし，女に対し陽である男でもその身体上部は陽であっても下半身は陰という具合である．東洋医学では，ある人のＡ時点とＢ時点を比較して評価するという方法をとる．一方，近代医学では，絶対的な基準を設け，これを超えると何々の病態・疾患であるとすることが多い．

病態としての陰陽は，疾患が温めると改善するか，冷やすとよくなるかを予測するための認識法と考えてよいと思われる．例えば，かぜをひいたとき，悪寒が強い例もあれば，熱感が強い例もある．前者では身体を温める．後者は冷やす治療がとられる．炎症により赤く腫れた場合は，近代医学でも患部を冷やす．慢性の疼痛では局所が冷たく，温めることを行う．陰陽の病態の臨床的鑑別点を表 1-4 に示す．陰陽で注意すべきことは，それらの示す内容が広範にわたり，陰陽をどのような意味で用いているかを吟味しないと意味を取り違えることのある点である．

● 陰の状態を示唆する症候

尿の色が薄かったり尿量が多かったりするのは，寒いところに立っていたときなどにみられる寒冷利尿である．このような尿をみると陰の状態ととらえ，体の中が冷えているのではないかと考える．気管支ぜんそくでみられる水様性の喀痰などの薄い分泌物が出るときも陰の状態とする．

陰の状態と判断した場合，経験的に有効とされている生薬およびそれを配合した処方を投与する．

● 陽の状態を示唆する症候

おもに，熱がある，あるいは症状が表面にあらわれている状態（顔色，患部には赤味があるなど），新陳代謝が亢進している状態である．尿の量が濃く，尿量が少ないのは，炎天下にいて脱水を起こしているとき，熱があるときにみられる．それから，口渇，多飲も陽の症候の一種である．尿が濃くて少ない場合，黄疸をみる場合も陽ととらえる．

陽の状態と判断した場合，治療として黄連や鉱物生薬である石膏など，冷やす作用のある薬剤を処方する．

表 1-3　陰陽の分類

自然現象・位置・運動・生命現象
陽：　天　日　昼　晴　外　上　前　右　動　昇　浮　進　成長
陰：　地　月　夜　雨　内　下　後　左　静　降　沈　退　老衰
形質・温度・明暗・機能
陽：　無形・機能　温・熱　明　興奮・亢進
陰：　有形・物質　涼・寒　暗　抑制・衰退
性・身体
陽：　男　上　外　表　背　腑　気　機能　乾燥　瀉
陰：　女　下　内　裏　腹　臓　血　実質　湿潤　補

（張瓏英・山口恭廣：臨床中医学入門．p17，金剛出版，1993．[1] より）

表 1-4　病態把握からみた陰陽概念と治療

	陽	陰
概念	熱のある状態	冷えている状態
	症状が表に現れやすい状態	症状が表に現われ難い状態
	新陳代謝の亢進している状態	新陳代謝の低下している状態
生薬	冷やす作用有する薬物が有効	温める作用を有する薬物が有効
	石膏，黄連など	附子，乾姜，呉茱萸，当帰など
処方	白虎加人参湯，黄連解毒湯など	真武湯，人参湯，大建中湯，呉茱萸湯，当帰芍薬散など
証候	暑がり	寒がり，冷え性
	顔が赤い	顔が蒼白
	患部の赤みが強い	患部の赤みが乏しい
	熱感が強い	熱感が弱い・ない
	口渇が強い	口渇が弱い・ない
	尿量が少ない	尿量が多い
	濃い色の尿・分泌物	薄い色の尿・分泌物
	病状が表に出ている	病状が隠れている

3 虚 実

虚とは，空虚の虚で虚弱を意味し，実とは充実の実で体力があり抵抗力があることを意味している．すなわち，虚実は，体力や抗病力の視点から病態を把握しようとするものであると考えられる．虚実を鑑別するうえでとくに重要なことは，疲れやすくないか，消化器系が弱くないか，寝汗をたくさんかかないか，という点である．表 1-5 に虚実鑑別の要点を示す．

表 1-5　病態把握からみた虚実概念と治療

	実	虚
概念	元気の保たれている状態	元気のない状態
	闘病反応を強く示している状態	病に対する闘病能力の低下した状態
	一般には体力の強い人にみられる	一般には体力のない人にみられる
	（攻撃的治療が可能である）	（体力を補う必要がある）
生薬	大黄，麻黄などの薬物が効果的	人参，黄耆，膠飴などの薬物が効果的
処方	大柴胡湯，大承気湯，麻黄湯など	六君子湯，補中益気湯，十全大補湯，小建中湯
証候	機能・予備力が十分ある	機能・予備力が低下
	疲れにくい	疲れやすい
	胃腸が丈夫	胃腸が弱い
	栄養状態が良い	栄養状態が悪い
	筋肉の発達・緊張が良好	筋肉の発達・緊張が悪い
	寝汗はかかない	寝汗を大量にかく
	お腹に力がある	お腹に力がない
	闘病反応が強い	闘病反応が弱い

虚証の状態を示唆する症候

虚証とは，いわゆる元気がなくて，病気に対する闘病反応が低下している状態をさす．虚弱者，高齢者など体力の落ちた人をイメージしてみるとよい．

具体的には，疲れやすい，消化器系が弱い，寝汗が多い，食べるとすぐに満腹になる，発熱時に自然に汗が出る，体格が貧弱，おなかを触るとおなかに力がないなどの症候を備えていると虚証であると判断する．

治療としては，人参（朝鮮人参），黄耆，膠飴（水あめ）などを用いることが多い．四君子湯，六君子湯，補中益気湯，小建中湯，大建中湯などが代表的な処方である．具体的な病態としては，高齢者によく見られる意識障害が先行したり，尿失禁が先行したり，不眠が先行することのある無熱性肺炎がある．

実証の状態を示唆する症候

実証とは，病気の状態であるが，元気はまだある場合，闘病反応が強く出ている場合である．若年者，強壮体質の人をイメージするとよい．例えば，インフルエンザの激しい症状などが当てはまる．実証を呈する人には消化器系が丈夫な人が多く，過食に耐えられ，空腹に耐えられ，1食，2食抜いても平気である，筋肉の発達が良好で緊張もよい人が多い．

ただし，急性疾患では，反応の強さ，自覚症状が強く現れ，脈の力が強く，腹部での反応（胸脇苦満，心下痞鞕など）が強い場合には，体格が不良でも実証と判断しなければならないこともある．

治療としては，大黄，麻黄のような攻撃的作用を持つ生薬を配合した処方が用いられる．大柴胡湯，麻黄湯などが代表的な処方である．使用する具体的な病態としては，前者には急性胆嚢炎でデファンスを認める例，後者にはインフルエンザなどがある．

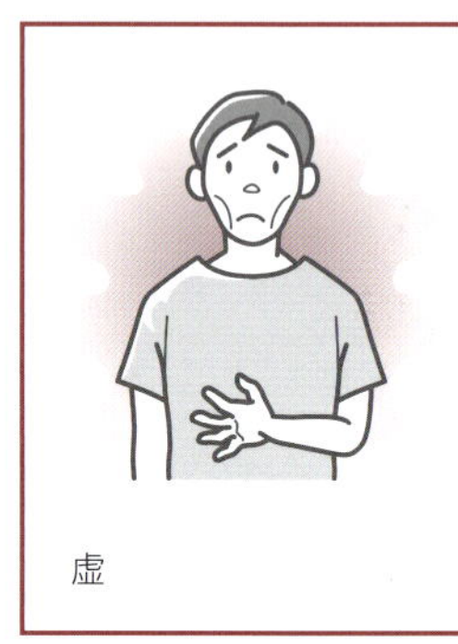

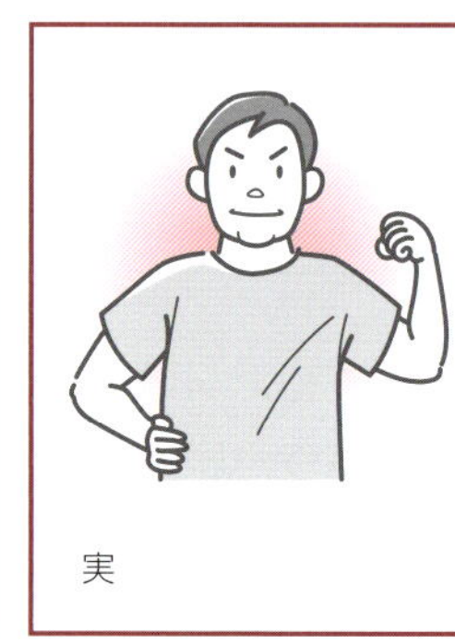

4 表　裏

身体を輪切りにした状態をイメージする．身体表面から，表，半表半裏，裏とする．外から病邪が入ってくる場合体表面から入ると考えやすい．病邪がどこにあるかを判定する概念と考えられる．

表　証

病邪が身体表面にあるときにみられる症候である．自覚症状としては，悪寒（あたたくしていても寒気あり），悪風（あたたかくしていれば寒気なし），鼻水，くしゃみ，身体表面の痛み（筋肉痛・関節痛など），脈浮（軽く触れてもよく蝕知される脈）などがある．

治療としては，麻黄，桂皮などの配合した処方を用いる．代表的な処方としては，葛根湯，麻黄湯，桂枝湯がある．

半表半裏証

病邪が少し深く侵入したときにみられる症候である．自覚症状としては，消化器症状（口が苦い・粘る，食欲不振，悪心，嘔吐など），呼吸器症状（咳，痰など）を呈する場合がある．治療としては，柴胡剤，瀉心湯（黄連・黄芩配合）をよく用いる．

裏　証

病邪が身体深部に侵入したときにみられる症候である．症状としては，便秘あるいは下痢，意識障害，黄疸などがみられる．

口渇があるなど陽証の場合は，大黄あるいは石膏の配合した処方を用いる．大承気湯，白虎加人参湯が代表的な処方である．

身体が冷えているなど虚証の場合は，附子，乾姜などを配合された処方を用いる．真武湯，人参湯などが代表的な処方である．

5 五　臓

漢方医学における内臓器官が五臓六腑である．臓は実質臓器で，腑は中空臓器をさす．五臓は肝・心・脾・肺・腎，六腑は胆・小腸・胃・大腸・膀胱・三焦である．このうち，脾は近代医学における脾と異なる臓器であり，消化機能を統括する臓器である．三焦は実体不明の腑であり，水分の通路とされる．

ここで注意すべきことは，近代医学と同名でよばれる臓であっても，それらの機能は近代医学のそれと異なる点があるということである．実際の臨床では，患者の訴える症状を説明したり，了解したりするのに非常に便利な考え方である．五臓の機能異常時に見られる代表的な症候を表1-6に掲げる．

肝

日常臨床では，肝という臓器の異常として病態をとらえると，治療がうまくいく例が多い．いらいら，怒りっぽいなどの症状が強く関連しており，医者，看護，介護をしている人などにも，いらいらや怒りっぽい症状を見たら，抑肝散という薬剤を処方すると効果が期待できる．それから，目の乾燥，羞明，筋肉の痙攣などがあると，肝の失調だととらえる．

心

高度な中枢神経系の機能を有し，動悸，息切れなどの心臓の循環器関連の症状だけではなく，不眠や健忘なども心の症状のひとつととらえて対応することがある．

表 1-6　五臓の機能

◎ 肝

実体	肝臓
機能	物質代謝，情緒系・運動系に関する中枢神経機能，防御機能
障害時の症候	いらいら，怒りっぽい，目の乾燥，羞明，筋肉のけいれんなど
生薬	柴胡，当帰，川芎，芍薬，釣藤鈎
処方	抑肝散（加陳皮半夏），釣藤散，加味逍遙散，四物湯，芍薬甘草湯

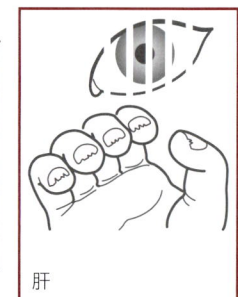

肝

◎ 心

実体	心臓
機能	循環系の機能，思惟活動などの中枢神経機能，自律神経機能
障害時の症候	動悸，息切れ，不整脈，不眠，健忘など
生薬	酸棗仁，遠志，竜眼肉，黄連，山梔子
処方	酸棗仁湯，人参養栄湯，帰脾湯，加味帰脾湯，炙甘草湯，黄連解毒湯，半夏瀉心湯，清心蓮子飲

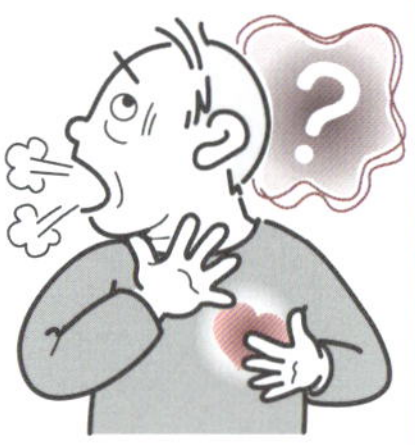
心

◎ 脾

実体	不明
機能	消化器系機能の統括，止血機能，水分代謝
障害時の症候	消化器症状，易疲労倦怠感，浮腫，出血傾向，内臓下垂など
生薬	人参，茯苓，朮，膠飴，黄芩，黄連
処方	六君子湯，四君子湯，人参湯，啓脾湯，小建中湯，黄耆建中湯，半夏瀉心湯，黄連解毒湯

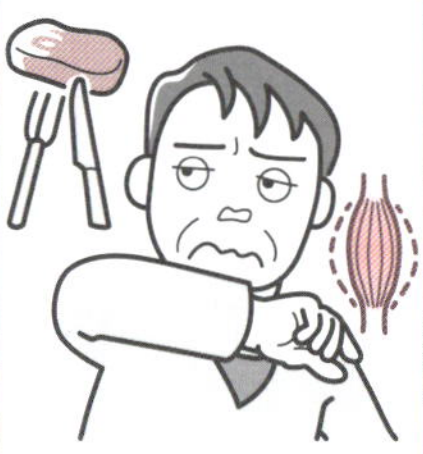
脾

◎ 肺

実体	肺臓
機能	呼吸機能，皮膚の機能，水分代謝，自律神経機能
障害時の症候	呼吸器症状，かぜをひきやすい，発汗異常など
生薬	黄耆，五味子，麦門冬，天門冬，麻黄，細辛
処方	補中益気湯，人参養栄湯，麦門冬湯，滋陰降火湯，清肺湯，小青竜湯，麻黄附子細辛湯

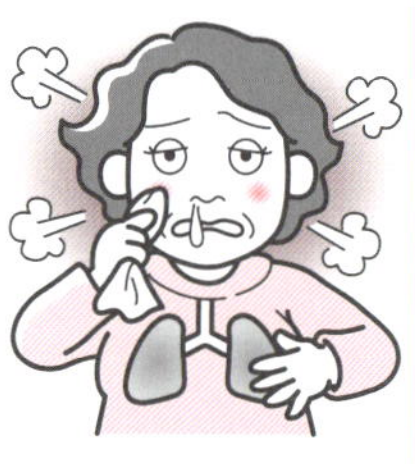
肺

◎ 腎

実体	腎臓
機能	水分代謝，成長発育生殖老化の統御，内分泌系機能，呼吸機能の一部
障害時の症候	発育遅延，運動器の障害（腰痛，下肢痛など），排尿障害，性機能減退，耳の障害など
生薬	地黄，山茱萸，附子
処方	八味地黄丸，六味丸，牛車腎気丸，真武湯

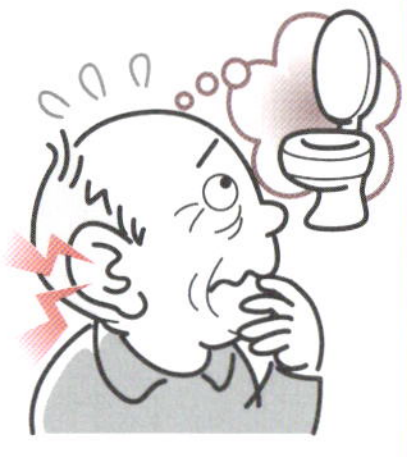
腎

脾

消化器系を統括し，止血作用にも関与している臓器である（近代医学でいう脾臓とは別のものである）．消化器症状だけではなく，易疲労にも関連している．リハビリ中にすぐ疲れてしまいリハが続かない患者などに対しても，脾からアプローチすることができる．

天地と脾との気のやりとりの図（p.24，図1-2）を思い出すと，後天の気を人体に取り込む際の門戸となる．したがって，脾の機能が落ちると気の低下を導き，疲労倦怠，気虚という病態につながる．また，水分代謝にも関係しており，脾の失調時には，浮腫，出血傾向，内臓下垂などがよく見られる．代表的な処方は，補中益気湯，六君子湯などの人参の入ったものである．

肺

呼吸機能に関連すると同時に，皮膚とも密接に関係しており，アトピーなどの治療は，肺の治療としてとらえることもある．風邪を引きやすいとき，発汗異常のときには，肺の異常を疑い補中益気湯などを処方する．この処方は肺だけではなくて脾も補う．

脾と肺は実は関係が深く，脾が強まると肺も強まる関係にある（p.36，五行の相生参照）．したがって，アトピーの治療では肺の治療に使う薬だけでなく，脾に使う薬を使うことによっても，アトピーの治療がうまくいくことが多い．

腎

加齢に関わることが多い臓器である．例えば，小児だと発育の遅延，中高年者だと運動器の障害，腰痛，下肢，排尿障害，性機能障害などに関係する．このような症状があると，腎の働きの低下を推測する．代表的な処方は，八味地黄丸である．

臨床的には，とくに肝と脾と腎の3つの臓器の機能失調をまず押さえておくとよい．

6 五　行

五行とは木・火・土・金・水をさし，あらゆる事物事象がこれらに対応する．表1-7に代表的なものを示す．医学のうえでは，臓腑（五臓，五腑），身体諸器官が対応する．

五臓では，	木＝肝，火＝心，土＝脾，金＝肺，水＝腎
感覚器官では，	肝＝目，心＝舌，脾＝唇，肺＝鼻，腎＝耳

という具合である．例えば，耳の病気があるときには，腎の病気としてとらえることもある．臨床応用上ひとつの方便と考えて用いるとよい．

表裏関係

五臓と五腑との関係をみると，肝＝胆，心＝小腸，脾＝胃，肺＝大腸，腎＝膀胱という具合である．表裏関係は非常に興味深く，肺の病気を大腸の病気としてとらえることもある．例えば，喘息の患者の便通を整えると，症状がよくなってしまうことがある．

表 1-7　五行説

木	肝	胆	努	青	酸	目	筋	春
火	心	小腸	喜	赤	苦	舌	血脈	夏
土	脾	胃	思	黄	甘	唇	肌肉	土用
金	肺	大腸	憂	白	辛	鼻	皮毛	秋
水	腎	膀胱	恐	黒	鹹	耳	骨髄	冬

相生相剋

木火土金水には相互に強め合う，抑制し合う，という関係がある．隣り合う要素同士は→の方向に強め合い，ひとつ飛び越した間には⇢の方向に抑制関係があるとする．これを五行の相生《そうしょう》相剋《そうこく》とよぶ．これも要素相互間の相関と相互のバランスを重視する考え方である（図 1-3）．

土は脾と対応しており，脾は肺と表裏関係であるから，脾は肺を強める関係にある．したがって，五行のひとつの相生関係を利用すると，肺の病気を脾から考えることができるわけである．近代医学では，症状の出ているひとつの臓器だけを対象にしがちであるが，漢方医学では，表裏関係にある臓器からの治療を発想することが可能である．

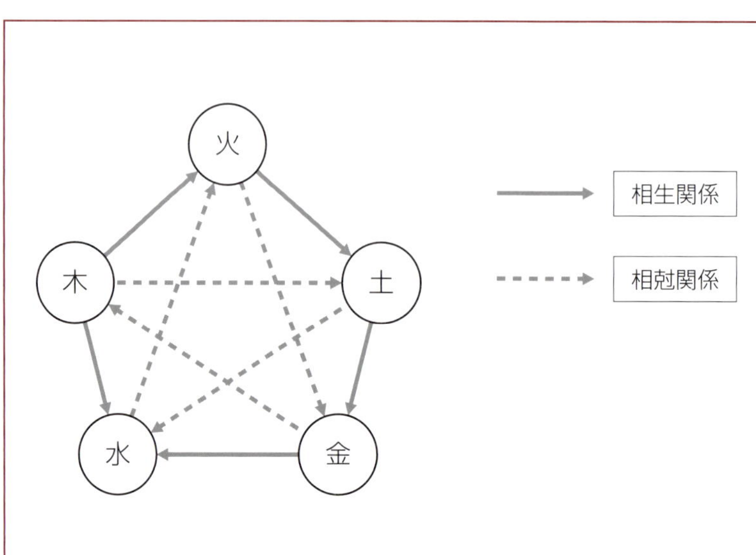

図 1-3　五行の相生相剋

II 看護アセスメントに活用できる東洋医学

1 患者のとらえ方

健康への関心が高まり，健診，各種検診あるいは人間ドックなどを受診する機会が増えた．そこで指摘されることの多くは，自覚症状や身体所見上の問題点より，検査所見の基準値からの逸脱が最大かつ主な関心事ではないかと思う．漢方診療を中心に行っている者として痛切に感じるのは，むしろ自覚症状および身体所見を把握することの重要性である．本節では，臨床現場で患者をどのようにとらえるかについて論じてみたい．

1 検査所見と自覚症状は必ずしも相関しない

例えば，腰痛を例にとる．腰椎のXP上，変形が強くても腰痛を認めないことも少なくない．反対に，XP上の著変がなくとも疼痛を強く訴える例もある．また，変形が強く近代医学的には手術以外の治療法がないと思われていた症例において，漢方薬や鍼灸治療で意外な改善を得ることもしばしばある．そうすると，強い変形自体は改善していないと考えられるので，実際の疼痛と所見とは関連性がないのではないかとの推論が成り立つ．

もちろん近代医学の立場から，検査所見と自覚症状の関連性を理解できる場合も多い．しかし，糖尿病や高血圧症などのように近代医学的診断が確定している例でも，検査所見が改善しても，依然として自覚症状が改善しない例も多い．また，実際に患者さんの苦痛の原因となっている症状は，それらの原疾患との関連性がないと考えざるを得ない場合も多い．つまり，確定している病気からだけではなく，患者の訴える症状を広く考える必要がる．

② 全身を診ることの重要性

近代医学は，臓器別に細分化することで発展してきた面がある．そのために，細かい病態の把握が可能となった半面，臓器器官の相互関係や全身とのかかわりまで手が回らなかったと思われる．最近こうした考え方への反省もみられるようになった．

漢方医学では，五行論の考え方でもわかるように各臓器は相互に関連することをみている．また，気血水の考え方自体，臓器を超えた考えでもある．近代医学の立場からみるとお互いに関連性のない症候の集合でも，漢方医学の面からみると，統一的に把握されることが少なくない．瘀血の例を表 2-1 に示す．

③ 四診（望診・聞診・問診・切診）

漢方医学の診察法を四診とよび，視覚を利用するもの（望診），言語的なコミュニケーションによるもの（聞診），聴覚あるいは嗅覚を利用するもの（問診），触覚を利用するもの（切診）がある．看護師の日常業務のなかに漢方の見方を取り入れると，患者のとらえ方の幅が拡がることが理解できると思う．

表 2-1　瘀血の症候と近代医学との対応

症　候	近代医学において対応する診療科
腹のはり（ガスの貯留なし）	消化器内科
口の渇き（湿らせる程度でよい）	耳鼻科，膠原病科
出血斑を認める（ぶつけた記憶なし）	血液内科
月経困難	婦人科
皮膚に細血管がめだつ	皮膚科
物忘れをする	神経内科

2 望　診

視覚を通して情報を得る方法である.「望んでこれを知るを神と言う」なる言葉がある. つまり, 望診だけで診察ができるようになると神の域に達したという意味であろう. 前述した扁鵲の例 (p.20) は, まさに望診だけで診断をしているひとつの例である. 患者さんが診察室に入ってきたときの印象だけで, 我々も病態を推定できることが少なくない. 見るところとしては, 顔色, 表情, 体の動き, 体型, 皮膚, 舌などであり, 陰陽, 虚実, 瘀血, 水毒, 気の上衝などが推定できる.

1 望診の進め方

望診から得られる情報を表 2-2 にまとめた. 顔色が蒼白, 何となく冷えっぽい, 顔面が赤い, 唇が暗赤色になっている, 顔に血管が浮いている, 目の周りがむくんでいるなどを観察する. 例えば, 口唇粘膜, 歯肉が暗赤色化を呈していれば瘀血と判断する. また, 表情が何となくどろんとしていて, 目に勢いがなければ虚証と判断する.

体型ががっしりしていて, かた太りであると実証, きゃしゃであれば虚証と推定する. 実際には, 見かけ以上の人, 見かけ倒しの人もいるので, 体格だけでは決められないことも多い. また, 触るとぶよぶよとした感じの水太りの人, 筋肉の緊張のない人は虚証であり, 水太りで変形性膝関節症がある人には防已の入った防已黄耆湯を使うと効果的な場合が少なくない.

皮膚の所見で発赤が強いと, 陽証, 実証と診断する. 皮膚の乾燥, 肌荒れがあると血虚と診断する. 表面がかさついているのに皮下に水を蓄えているような皮膚もあるが, それは水毒としてとらえる. アトピーなどで皮膚表面がかさかさの患者の場合で, 潤いを与える薬を出すと, かえって悪化することがある. そのような皮下には水がたまっている場合が多いからであり, 水を処理してからでないと乾燥をとる薬がうまく効かないことが多い. このように, 治療の順序も非常に重要となる.

表 2-2　望診で得られる情報とその意味

体　格	がっちり型, 筋肉質, 脂肪太り　→　実証 やせ型, 筋肉の緊張低下, いわゆる水太り　→　虚証
顔　色	蒼白い　→　陰証 赤い　→　陽証
皮　膚	赤い　→　陽証 地肌と同じ　→　陰証 浮腫, 水泡, 滲出液が多い　→　水毒 くすんだ感じ, 苔癬化, 細血管の増生（細絡）, 静脈瘤　→　瘀血
表　情	生き生きとしている　→　陽証, 実証 うつ的　→　陰証, 気うつ 目に力がない　→　気虚

❷ 舌 診

舌診では，舌の厚み，鏡面舌（舌乳頭が萎縮してつるつるしている舌），色調，舌苔，歯痕（舌の辺縁が歯型のように凹んだ状態），舌下（舌の裏側）静脈の怒張などをみる（表2-3）．舌にぎざぎざと辺縁ができるのが歯痕で，水毒，気虚があるときなどにみられる．舌下静脈の怒張（静脈が太く見える）があるときは，瘀血と診断する．また，舌の部位と五臓六腑を対応させる考え方もある（図2-1）．

〈看護師からのコメント〉

舌をみる際には状態の変化を観察することが重要で，日頃から舌の状態を把握しておくことが必要となる．舌の状態で身体の中の様子がよくわかり，内視鏡の所見との対応もみられるといわれている．看護者は自分の健康管理のために，まず自分の舌の状態を把握しておくと，発熱や腹痛などの急性症状が舌質や舌苔にどのように表れるか，またその変化の過程を理解しやすくなる．看護師にとって最も身近な身体診査のひとつであるが，あまり活用されていないのが現状である．全身をみるための手段のひとつとして有効に活用したい．

表2-3　舌診で得られる情報とその意味

舌質（舌本体）の状態	
厚 薄	厚い → 実証 （ただし，ぼてっとした感じ → 水滞） 薄い → 虚証
色 調	白い → 気虚，血虚 暗赤色・紫色 → 瘀血 紅色 → 熱証
乾 湿	乾燥 → 血虚，水分不足 湿潤 → 水滞
歯 痕	辺縁に歯型のような圧痕 → 水毒
お点・お斑	舌上の黒い斑点 → 瘀血
鏡面舌	舌乳頭の消失 → 血虚，水分不足
怒 張	舌下静脈の怒張 → 瘀血
舌苔の状態	
白 色	薄いものは正常範囲，厚いものは熱（少陽の熱）
黄色（褐色）	裏証，熱証
黒 色	陽明病の熱，陰病の場合もあり，重篤な状態
乾 燥	熱（陽証）
湿 潤	寒（陰証）
地図状	気虚

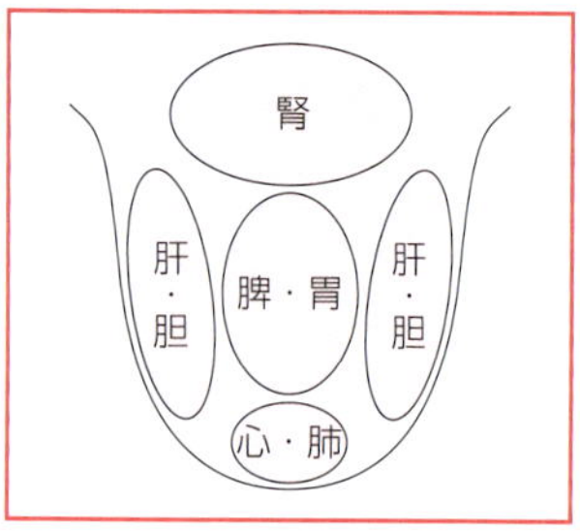

図2-1　舌の部位と五臓六腑の関係

3 問　診

診察のなかで，問診は極めて重要な位置を占めている．文字のみでは伝えることができない情報を読み取ることが求められている．本節では，問診の際にどのような点に留意すべきかを述べてみたい．

1 問診の重要性

バーナード・ラウンは，問診について以下のように述べている[1)]．

・聞く技こそ，臨床医学の芸術の真髄
・聞くためには五感を総動員しなくてはならい
・患者を癒すためには，医師は何よりも聞く訓練が必要
・しっかりと聞くこと自体，治療効果がある
・医師の技術のなかで聞くことほど複雑でむずかしい技はない．言葉に出されない問題を聞く耳を持つ，能動的な聞き手にならなければならない
・目で聞く「問診」(例) 付き添いの妻の表情から本当の病状を聞き出す

患者は，実に多彩な訴えを有していることが少なくない．しかも，漢方外来を訪れる患者は，検査では何の異常もみられない例が多いのである．この愁訴をいかにとらえるかにより，診断に結びつけることができる．これはまた，患者にとっては，これまでともすると軽視ないし無視されてきた訴えが治療者に受容されることになる．つまり，患者さんへの癒しともなり，その癒しが治療効果をもたらすことにつながる．また，言葉では伝えきれない情報を，他の感覚器官を用いて補うことも必要な場合がある．患者さん自身がうまく表現できないときの助けが必要な場合もある．

一例として，筆者が経験した 51 歳の患者さんとのやり取りを示す．
・主訴は，動悸・息切れ
・初診約 10 カ月前から動悸・息切れが出現．動悸の際，みずおちがプクッと膨らんで，頻回の大便意と放屁が起こり，放屁があると膨らみ感は減る．ひどくなると，自分で何が何だかわからない．肩の部分を少し触れるだけで飛び上がるほど痛いという．
・ここまでの問診で「奔豚《ほんとん》」ではないかと疑い，「腹のほうから突き上げるような感じはないか」と尋ねてみた．すると「そうそう．先生がはじめて僕の症状を理解してくれた．腹のほうから胸へかけて血が湧き上がるような感じだ」と答えた．これを聞いたときに，当初の診断通り，まず奔豚であろうと確信した．
・患者には，古代中国の医書に同じような病気の記載があり，治療薬があることを話した．患者

には苓桂甘棗湯という薬を処方した．その後，発作は減少し，現在発作はない．

この例のように，患者さんも自分の症状をうまく表現できないことが少なくない．このとき，誘導的な質問になる危険性も意識しておく必要があると思うが，自分が仮定した診断病名を思い浮かべながら能動的な質問を行うことにより，患者自身の表現を引き出すことに成功することもある．こうして，治療者が患者の病態を理解していることを伝えられることになる．

本例のように，近代医学では病態自体を理解できない例，診断をつけられない例，あるいは「診断はつきました，治療はありません」と対応せざるを得ない例が往々にしてありうる．一方，漢方医学では，何らかの病態の把握が可能なことが多い．しかも，その把握だけにとどまらず，（実際の治療効果を得ることは不明にしても）何らかの治療的アプローチがあることが大きな特長でもある．

この症例では，漢方医学の古典に病態の記載があり，治療薬の存在があることを診察時点で告げることで患者は安心を得ることができ，治療への希望を持つことができたと思われる．服用後に速やかな症状の改善が得られたが，実際には薬効なのか，共感，受容，支援を示したことが改善効果をもたらしたのかは不明と言わざるを得ない．

「奔豚」に関しては，『金匱要略』に「奔豚の病，少腹より起こり，上りて咽を衝《つ》き，発作せば，死せんと欲して，復た還りて止む．皆驚恐より之を得」と記載されている．すなわち，「奔豚病」は，下腹部から咽に向かって何かが突き上げてきて，いったん発作が起こると死ぬのではないかと思い，発作がおさまってしまえばもとの状態にもどるのである．原因は，驚きや恐れだと古代人は考えていたことが理解できる．そして，治療薬として苓桂甘棗湯を含め３種の処方があげられている．

本症例に対して，近代医学がどのような診断を下すかは別にして，漢方医学的には，古典に記載されている病態を思い起こすことで，的確な診断にいたることができた例といえる．

2 問診の進め方

患者さんが「疲れやすい」「だるい」という訴えで来院したと仮定してみたい．近代医学的には，多くの病気がこの症状を呈する．この訴えだけでは病気をしぼることができない．一方，漢方医学的には，虚証の代表的な症状である．しかし，実証でも出てくることがあり，この状態の鑑別するための情報収集が必要である．

「疲れやすい」「だるい」との訴えであるが，全身なのか下半身なのか，食欲はどうか，味覚はどうか，寝汗はどうか，呼吸器の症状はどうかなどを聞く必要がある．

「下半身がだるい」ということであれば，腎虚を推定する．食欲がなく，味がしないなどの消化器症状を伴っていれば，脾虚を推定する．息切れなどがあれば肺虚があるのではないかと推定するのである．また，寝汗を伴うようであれば，黄耆の配合された処方を考えるのである．「疲れやすい」「だるい」との訴えがあっても，外出や運動などの気分転換によってよくなる場合には，心理的ストレスなどの存在を考えて，意外に実証の訴えかも知れないと考える柔軟性が要求される．

すなわち，主訴に連動して現れることの多い訴えには，どのような病態があるのか，さらには，ある漢方医学的状態を仮定してみたときに現れる症状徴候を思いうかべ，細やかで能動的な質問を行いながら探っていくことになる．

腎虚では，自覚的には腰痛や下肢痛，泌尿生殖器の症状（例えば，精力減退，夜間頻尿，排尿困難など）の有無を聞く．さらに，腹診の際に，小腹不仁，小腹拘急あるいは臍下正中芯の存在があれば，より腎虚らしいと推察する．

脾虚では，胃もたれ，下痢あるいは便秘などの消化器症状や内臓下垂（胃下垂，脱肛，子宮下垂など）が現れる．腹診では，腹力が軟らかく，心下痞鞕，振水音の聴取があれば，人参の配合された処方（六君子湯など）を，腹直筋の緊張があれば小建中湯などを考慮するのである．肺虚では，呼吸器症状を起こす他，かぜをひきやすい．寝汗などがあれば，人参黄耆の配合された補中益気湯などを考える．

虚証ばかりでなく，実証にも「疲れやすい」「だるい」との訴えがある．例えば，大柴胡湯の奏功する例では，喉のつまり感，胸の圧迫感などの気うつの症状があり，発汗，および腹診上，服用後胸《きょう》脇《きょう》苦《く》満《まん》の軽減がみられると報告されている（木村ら）[2]．

4 聞　診

聞診には，聴覚を利用する診断法の他に，嗅覚を利用する診断法をも含む．お香をする方はご存知と思うが，お香は「聞く」と表現する．このことからも，「聞」の意味には嗅ぐという意味があることが理解できる．

1 聞診の進め方

聴覚を利用した主な観察項目には，話し声，咳，喘鳴などがある．

話し声では，はきはきした話し方の場合には「陽証あるいは実証」，ぼそぼそとし聞きかえすような話し声の場合には「陰証あるいは虚証」と考える．ただし，難聴のある方では話し声が大きくなることがあるので注意が必要である．また，声の調子や問診の返答に対して，よどみ，躊躇，表情の変化を見逃さないことも大切になる．返答内容を文字通りには受け取れないこともあるだろう．つまり，聴覚のみならず，視覚など五感をも駆使する必要がある．和田東郭は「古人の病を診するや，色を望むに色を以てせず，声を聴くに耳を以てせず．夫れ唯耳目を以てせず，故に能く病応を大表に察す」と述べているが，このことを言っているのであろう．

咳では，特徴的な咳，例えば，咳込んで，顔が真っ赤になっている，あるいは咳込みの最後に「ゲウェー」と吐きそうになるようなタイプの咳であれば，麦門冬湯の咳だと推察することが可能となる．また，喘鳴が聴取されれば，麻黄の配合された麻黄剤が適応ではないかと考える．

嗅覚を利用した診察法は，現在ではあまり行われていないようである．筆者も日常臨床では通常行っていない．昔は排泄物などの臭いも嗅いでいたようである．便臭による漢方医学的鑑別を表 2-4 にまとめる．虚実ないし陰陽の鑑別に役立つ．

また，元東京女子医科大学東洋医学研究所所長である故代田文彦先生からお聞きしたことであるが，以前先生が勤務されていた病院の看護師は，患者さんの体臭から肺結核症との診断をつけていたとのことである．ある病気に特有の臭いに関しては，今後検討に値する診察法であるかもしれない．

表 2-4　便臭による漢方医学的鑑別

陰・虚	陽・実
臭気がない	臭気が強い
精液様臭	

（佐藤弘：漢方治療ハンドブック．p93，南江堂，1999.[3] より）

5 切　診

① 体表観察

体表に触れて反応を探る

体表には患者の苦痛を癒す多くのヒントが潜んでいる．そのヒントを探し出すためには観察力が必要である．観察するとは「よく見る」ことであるが，看護の「看」が手と目を用いた会意文字であるように，「手をあてて見る」ことが大切である．体表観察は大きく望診（p.39）と切診に分けられるが，とくに体表が治療の場となる治療法においては，体表に現れた反応をいかに捉えられるかが治療効果を左右することになり，その観察には「触れて反応を探る」こと，すなわち切診が欠かせない．なお，反応の探り方や捉え方の習得には体験的な学習と経験が必要であるが，まずはとにかく多くの患者に触れることが大切で，患者とコミュニケーションをとりながら反応を丹念に探ることによって観察力を養っていくことができる．

患者と信頼関係を構築する

心地よいスキンシップは，患者の心を癒し，安堵感を与え，リラクゼーション効果をもたらすことが知られている．しかし，これには患者との間に良好な信頼関係の存在が前提となる．マナーが不十分であると，信頼関係の構築や治療効果を引き出すことも達成不可能となるので十分に留意しておく必要がある．

評価の判定について

東洋医学における観察の評価は数値化できるものではなく，「硬いか・軟らかいか」「強いか・弱いか」といったように評価者の主観によって相対的に比較するものが多い．また，圧痛などは患者の主観によって評価するが，評価者の圧迫方法が一定であるとはいい難い．したがって，同一の患者を複数の評価者が診察した場合にその判定が異なることがあり，所見の信頼性（再現性）は保証できないことになる．とくに東洋医学的所見の評価は，誰にでもできるものと経験を積んだものにしかできないものがある．ここでは，これらを網羅するのではなく，必要最低限なものを身につけることを目的として解説する．

2 自覚症状の部位を確認する

症状の部位を確認して経絡を探る

症状の部位（局所）を図示する

十分な問診によって症状の部位を確認したら，まずは症状の部位を正確に図示して記録しておくことが大切である．症状の部位の出現パターンから，病変部位を探ることができるだけでなく，治療部位を探る手がかりになるからである．なお，症状発現部位およびトリガーポイントなどの障害部位を局所という．

局所以外の症状も図示する

患者は苦痛を中心に話をするので，体表観察も局所ばかりに目が奪われやすい．また，診断名がついている場合には，それに関連した症候ばかりに注目しがちである．

しかし，実際には肩がこる，食欲がない，疲れやすい，気力がないなどの疾患とは直接無関係で，とらえどころのない症状を持っていることが少なくない．東洋医学ではこのようなひとつひとつの症状やそれらの組み合わせが治療を進めていくうえで重要になるため，できるだけ拾い上げて部位が特定できるものについては図示しておくのがよい．

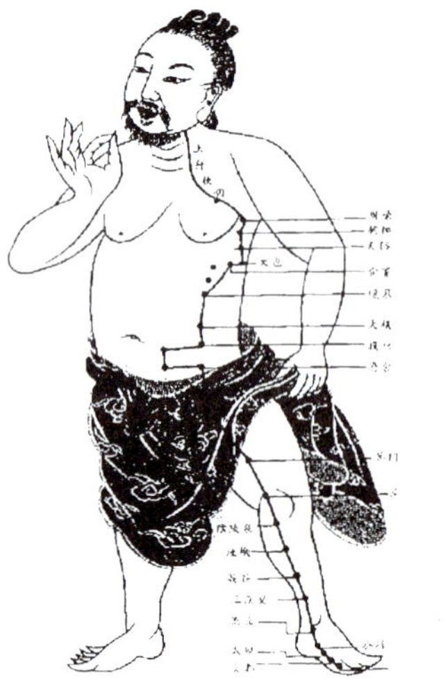

舌のこわばり ▶ 耳鼻咽喉科
食べると吐く ▶ 消化器内科
腹痛・脹満 ▶ 消化器内科
心煩不安 ▶ 精神科
心下拘急・疼痛 ▶ 循環器科
大便溏 ▶ 消化器内科・外科
小便不通 ▶ 泌尿器科
大腿膝内側腫痛 ▶ 整形外科
厥冷・母指麻痺 ▶ 整形外科

図 2-2　足太陰脾経の走行と病証
（篠原昭二・他．日本の鍼灸診療方式の現状と問題点．「鍼灸臨床の科学」．西條一止監修．p24．医歯薬出版，2000.[4] より）

経絡を探る

症状の部位を図示したら，その部位がどの経絡上にあるかを確認すると治療部位を探る手がかりとなる．経絡とは気・血などの通り道のことである．

図 2-2 は太陰《たいいん》脾《ひ》経《けい》の走行（流注《るちゅう》という）と病証を示した[4]ものである．これらの病症は現代医学ではさまざまな診療科を受診することになるが，東洋医学では脾経の病症として対処できる．例えば，膝関節の内側に痛みがあれば，そこを流注する経絡である脾経のツボの反応を探ればよいのである．また，例えば，この患者が舌のこわばり，吐気，腹痛，不安，下痢，小便不通などの病証をあわせ持っていても脾経の異常としてとらえ，脾経のツボの反応を探り治療することができる．

● 症状からトリガーポイントを探る

トリガーポイント（Trigger Points：TPs）とは引き金となる点で，ある筋肉に生じた TPs が活性化されるとその筋に特徴的な関連痛などを引き起こす[5]．関連痛のエリアと TPs の部位がかけ離れているのは脳の誤認によって生ずると考えられている[6]．関連痛がどの筋肉からの関連痛パターンに類似しているかを照合し，その筋肉への圧迫などによって痛みの再現ができれば責任 TPs をみつけだすことができる．

図 2-3 には腹直筋に生じた TPs からの関連痛エリアを示した．背部や腰部ばかりに目をとられ腹直筋の TPs を探せないと症状は解消できないことになる．また，腹部に生じた TPs は内臓の機能障害をも引き起こし，下痢や腹痛などの原因ともなることが知られる[7]．

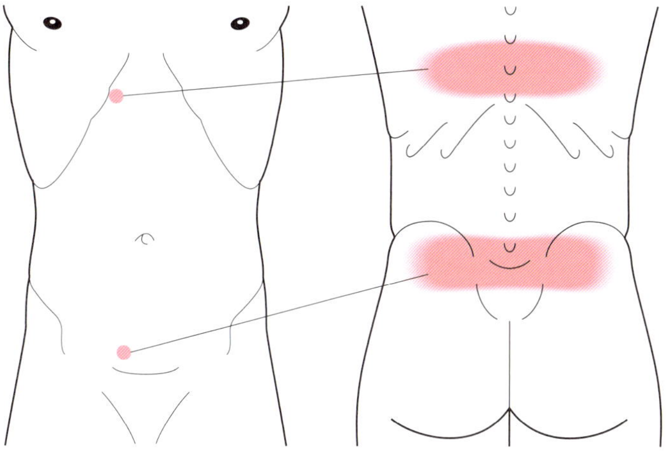

●はトリガーポイント，色をつけた部分は関連痛

図 2-3　腹直筋トリガーポイントからの関連痛

3 切診の実際

東洋医学では患者の体に触れて診察する方法を切診とよぶが，これには脈診，腹診，背診，切経《せっけい》がある．切経とは経絡の反応をみることをいう[8]．これらを用いて，病気の原因，病気の所在，病気の勢い，体の抵抗力などを総合的に判断して治療ポイントを選択する．局所の病態を把握するには，解剖学やトリガーポイント，また内臓体壁反射（p.53）の知識なども必要である．いずれも体表の反応を手がかりとする．

身体が病的な状態に陥るとさまざまな反応を起こすが，これは病邪の強さと体力や病邪に抵抗する力の力関係によって現われ方が異なる．虚証の人ほど自覚症状に対する閾値《いきち》が低くなり，神経質な人ほど刺激に対する過敏性が高くなる傾向がある．

切診の基本手技

触れる（指先で軽く触れる）

筋肉の過緊張および低下，浮腫，硬結《こうけつ》（しこり），陥凹《かんおう》（くぼみ），皮膚のざらつき，知覚などをみる．一般的に，病気が慢性化して虚の状態になってくると筋肉の緊張は低下し，陥凹などの所見もみられるようになってくる．皮膚温や発汗などをみるには手背で触れる．

一般的に触れられることを喜ぶことを「喜按《きあん》」といい虚証であり，拒むのは「拒按《きょあん》」といい実証とされるが，くすぐったがるのはその部位が虚の状態になっているものと思われる．

圧迫する（母指や中指で圧迫，または母指と示指で筋肉をつまむ）

「気持ちよい痛み（虚痛）」「強い痛み（実痛）」「痛みが再現・増悪する（トリガーポイント）」「痛みが軽減または消失する」などをみる．これらの反応がツボを選ぶうえで最も重要になり，圧迫して患者が「あっ，そこそこ」という部位は臨床的な価値が高い．皮膚をつまむことによって痛みが出現する「撮痛《さっつう》」は，皮膚の浮腫や知覚過敏を知ることができるが，とくに腹部の炎症性疾患で診断価値が高い．

脈　診

「脈は病を主る《つかさどる》」といわれるように，東洋医学ではそれぞれの経脈が特定の複数の症候および病気と結びついていると考えているので，脈の乱れは病気の発生を意味する[9]．経絡の異常を捉える脈診は難しいため，ここでは祖脈《そみゃく》を取り上げる．

東洋医学の所見で大切なことは比較の仕方である．すなわち，目前の患者の脈が一般的に健康とされる人の脈と比較してどのような状態であるか，また，目前の患者の現在の脈が普段の脈と比較してどうであるかを，いずれも検者の主観によって相対的に比較する．

とり方

座位で両側の橈骨動脈に第2～4指をならべて乗せ比較する.

平脈《へいみゃく》

健常者の脈. 浮脈と沈脈の中間の脈を指しているため中脈ともいう. 平脈はその人の正気（生命力や抵抗力）の状態を反映していると考えられている. 1呼吸4動（72/分）を概ねの基準とする.

浮脈《ふみゃく》

指先を軽く接触させるだけで触れる脈. 病気が表位（皮毛・肌腠《きそう》など）にあることを示す.

沈脈《ちんみゃく》

力を入れて圧迫することによって判る脈. 病気が裏位（臓腑・血脈など）にあることを示す.

数脈《さくみゃく》

1呼吸6動（90/分）以上の脈. 内に熱がある徴候を示す（体温が1℃上昇するごとに心拍数は8～10/分増加する. ただし, 心拍数と脈拍数とは必ずしも同じではない）. 交感神経の過緊張状態を表す. 数脈の患者では, 刺激の過剰はリバウンドを起こすことがあるので注意する.

遅脈《ちみゃく》

1呼吸3動（60/分）以下の脈. 疾病の性質が陰・虚の徴候を示す（寒証）.

虚脈《きょみゃく》

細く軟弱で力がなく, 強く圧すると消えてしまう脈. 虚証・血虚を表す.

実脈《じつみゃく》

反発力があり, 力のある脈. 実証・邪気を表す.

〈看護師からのコメント〉

自動血圧計や酸素飽和濃度測定の際に脈拍数が表示されるため, 看護師が直接患者の脈をとることは少なくなってきている. しかし脈診により, その時の手の湿潤の程度, 熱感の有無, 冷えの程度だけではなく, 病変の主座や虚実がそのまま反映されているのがわかる. そのためには, ふだんの脈の状態を把握しておく必要がある. 実際に体格や栄養状態がよく, 見た目には実と思われる人の脈が虚証・血虚を表す際に「おやっ！　何か変」と感じる直感を大事にして, その他の所見も総合的に判断する手がかりのひとつとしてほしい.

腹　診

腹診は腹壁の緊張の分布や圧痛などを把握して治療法に結びつけるものである. 腹力は虚実を判定する場合に用いるが, 腹証は方剤を決定するために特定の腹証を把握する場合と, ツボを選ぶために臓腑・経絡と結びつけて把握する[10]場合とではそのみかたが異なる.

とり方

患者は仰臥位で膝を伸ばす. 手を適度に温めてから, 手のひらで腹壁をまんべんなく軽く押して, 腹壁の緊張状態, 動悸の有無, 圧痛, 硬結, 不快感の有無などについて部位を確認し, 図示する.

腹　力

腹力は体力や抵抗力の有無などを判断できる．しっかりとした腹力があるものを実，虚弱なものを虚とし，強くも弱くもないものを中（虚実間）とする．

腹　証[11]

心下部

心下がつかえて，同部位に抵抗や，時に圧痛などがあるものを心下痞鞕《しんかひこう》という．『難経《なんぎょう》』（古典）ではこの部は「心」の反応と捉えるが，実際には心・肺・消化器系全般の反応が出現する．また，不安やストレスなどがある場合には心下部から肋骨下縁に沿った圧痛が出ることが多い．

胸脇部

両側の季肋部を中心とした部位に鈍痛や圧迫感を伴い，抵抗や圧痛があるものを胸脇苦満《きょうきょうくまん》という．『難経』では，左を「肝」，右を「肺」としているが，臨床的には両者とも「肝」「胆」の反応と捉えることができる．また，心下部から胸脇部は横隔膜反射が起こるエリア（T7-12）でもあるので，横隔膜周辺臓器の機能異常の反映として現れることがある．脾彎曲部のガスの貯留は肩背部のこりなどと関連することがあるので打診して確認する．

臍上部

腹部の正中（白線）上の皮下に索状物を触れるものを正中芯《せいちゅうしん》といい，脾虚を表す．『難経』では「脾」としており，脾胃の反応をみるには重要な部位である．この部を指頭でゆするように軽く叩くとポチャポチャと音がするものを胃内停水《いないていすい》といい，水滞を表す．めまいや頭痛などの患者にみられる．

小腹部

左腸骨窩を指先でこするだけで疼痛を生じるもの，回盲部を圧迫した際に現われる放散痛，また，臍の横からやや下方付近に出現する臍傍圧痛《さいぼうあっつう》は，瘀血を表す．臨床的に臍傍の反応は便通異常や月経困難証と関連するケースが多い．また，下腹部が軟弱無力で，圧迫すると腹壁は容易に陥没するものを小腹不仁《しょうふくふじん》といい，腎虚を表す．『難経』でもこの部位は「腎」としている．

募　穴

募穴（図 2-4）は臓腑経絡に異常がある場合に反応が現われるツボで，いわゆる診断点としての意味があるが，治療点としても用いる[13]．反応は硬結・圧痛・陥凹などとして現われる．募穴は腹部と胸部にあるが，中府（肺）・期門（肝）・日月（胆）の３穴以外は別の経絡上にあることに注意する．膻中（心包）・巨闕（心）・中脘（胃）・石門（三焦）・関元（小腸）・中極（膀胱）の６穴は任脈上に，京門（腎）は胆経上に，章門（脾）は肝経上に，天枢（大腸）は胃経上にある．

募穴は，背部兪穴《はいぶゆけつ》（p.52）と組み合わせて取穴をしたり，６腑の病では下合穴《しもごうけつ》（p.59）と組み合わせたりして取穴して治療する[14]ことが多いとされる．

〈看護師からのコメント〉

ストレスなどをまったく感じられない力のみなぎった若い女性に，心下痞鞕が確認されたことがあった．当の本人も心下痞鞕を指摘されるまでは，ストレス状態にあることに気づかないまま生活していた．彼女は問診のなかで自らのストレスに気づき，気持ちのありようをコントロールすることや，漢方の内服を続けたことで，次第に心下痞鞕を触れなくなってきた．清拭や更衣の際に腹診を試みる機会を積極的にもつことで，このように腹診で感じられた違和感（心下部から肋骨下縁にそった圧痛）を中心に，本人が自分の健康問題に直面することを支援することもできる．

背　診

背診は腹診とあわせて「按腹《あんぷく》・候背《こうはい》」とよばれ，背部は腹部と同様に内臓の反応が現われやすいところである．

脊柱アライメント

脊柱は通常 S 状のカーブを描いているが，前弯や後弯などの有無をみる．姿勢の不良，消化器症状，脊椎疾患を有している場合には，脊柱の棘突起の傍《かたわ》ら（傍点）に反応が出現しやすい．

脊柱上の圧痛

第 3 から第 8 胸椎棘突起までの棘突起間の圧痛は精神的な問題を反映しやすい部位である．また，脊椎疾患ではレベルに応じた反応がみられる．圧迫骨折は叩打《こうだ》することで確認でき，とくに胸腰椎移行部（Th11 ～ L1）に多い．

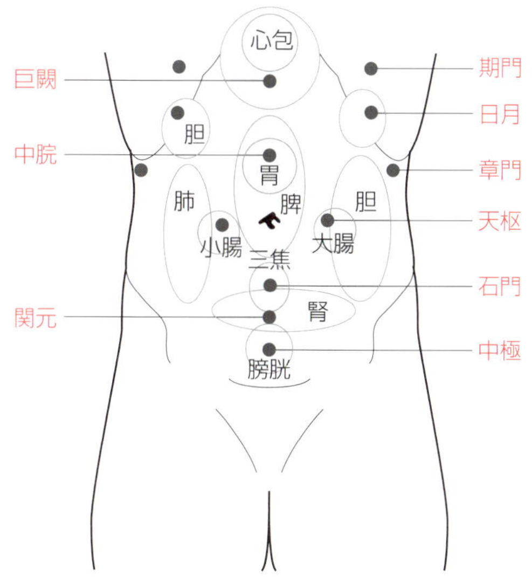

●は募穴の位置，赤字は経穴名を表す．丸で囲んだ部位は臓腑の反応部位を表し，過緊張や無力状態が生じている場合には，その部位に応じた経絡に病変があると判断する．

図 2-4　腹部の募穴と臓腑の反応

（図は，木下晴都：経絡判定としての腹診．漢方の臨床，6(9)：22，1954．[12] より）

● 脊柱起立筋

最長筋（脊柱の脇にみえる２本の筋）とその外側の腸肋筋という筋に触れることができる．これらは脊髄神経後枝の分節的な神経支配を受けているので，脊髄分節に応じた陥凹や硬結が生じる．最長筋の上には背部兪穴（後述）があり，この反応をみて臓腑の反応を探る．

● 細　絡

皮膚の表面にクモ状血管腫のように毛細血管が浮いてみえるものをいう．「瘀血」と捉えられ，刺絡《しらく》（瀉血《しゃけつ》）のよい適応となる．上背部では呼吸器症状，腰仙部では腰背部の症状と関連する．

背部兪穴

背部兪穴（図 2-5）はおもに臓腑の治療点として用いるが，診断点としても役立つ[13]．兪穴はすべて膀胱経上にあり，それぞれ臓腑の名前を冠している．とくに五臓の反応が現われやすいのは，この背部兪穴と原穴（p.59）であるとされる．

切　経

手足の経絡を触診して，圧痛や硬結などの反応をみるものである．身体には多くのツボがあるので，まずは要穴《ようけつ》を探るとよい．要穴には「募穴」「背部兪穴」の他に，「原穴《げんけつ》」「郄穴《げきけつ》」「絡穴《らくけつ》」「五行穴《ごぎょうけつ》」「交会穴《こうえけつ》」などがあり，それぞれ役割をもっている．また，「特効穴《とっこうけつ》」とよばれる特別な作用を持ったツボは，経絡上にないものも多く，経外経穴や奇穴《きけつ》とよばれる．

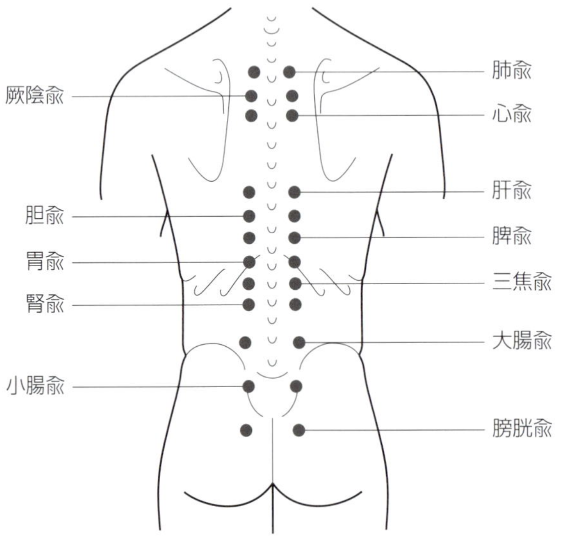

12 臓腑の名前を冠しているが，厥陰兪は心包の兪穴を指す．

図 2-5　背部兪穴

内臓体壁反射

脈診，腹診，背診などは目に見えない内臓の異常を判定するのに用いられた．また，現在のような医療機器が発達する以前には，圧診点とよばれるポイントが存在したように，圧痛や筋緊張，また関連痛パターンや知覚過敏などから臓器の異常を知る手がかりとした．いわゆる内臓体壁反射の応用である．内臓の異常は自律神経および脊髄神経（図 2-6）を介して体表に反応を起こす[15]．このことは背部兪穴や募穴が内臓疾患の診断や治療に用いられる根拠となる．その反応の起こり方は障害の程度や病期によってさまざまであるが，まずはその反応エリアを知っておくと臨床に応用しやすい（図 2-7）．

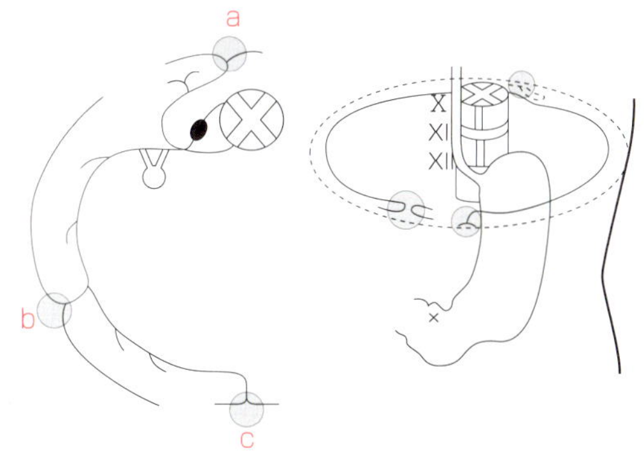

a は背部兪穴，b・c は募穴の部位とも符合する．

図 2-6　脊髄神経の体表に出る部位と内臓からの体壁反射
（石川太刀雄：内臓体壁反射．p59．木村書店，1994．[16] より）

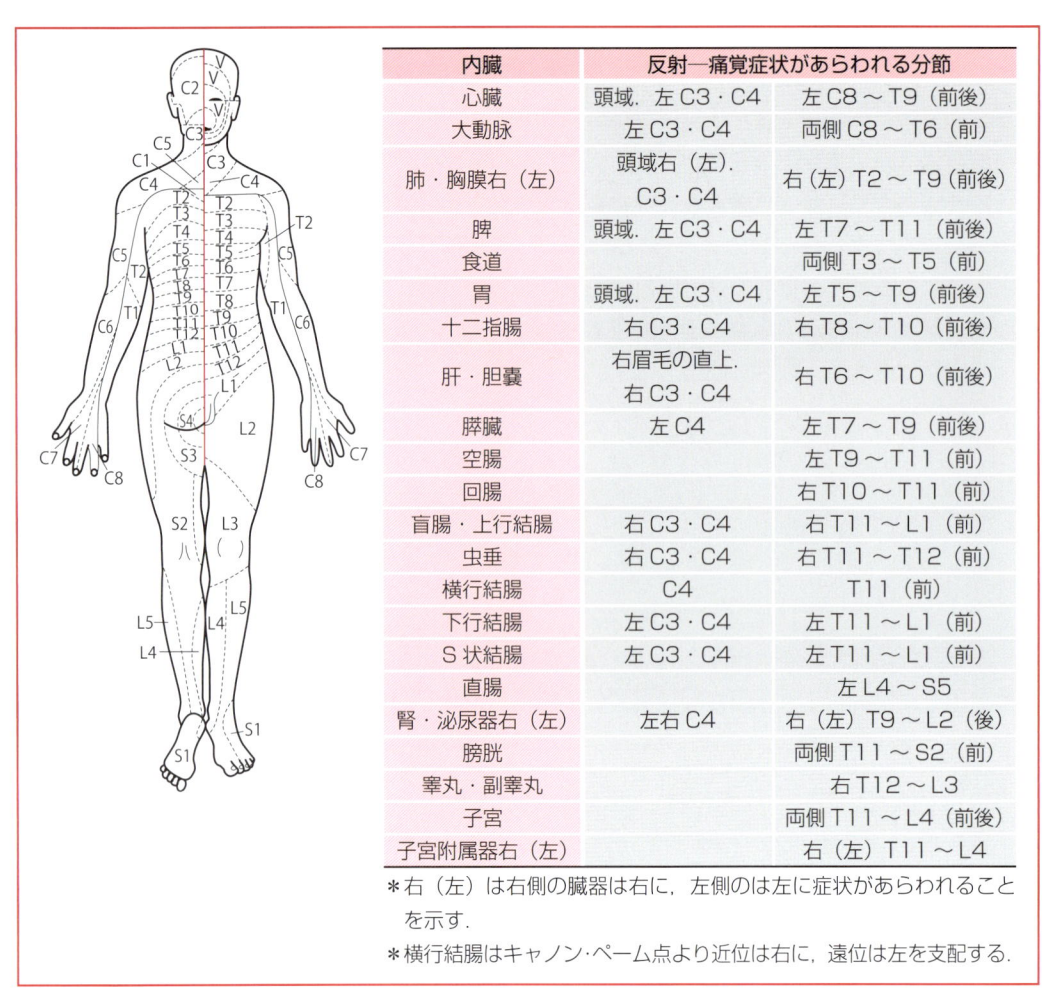

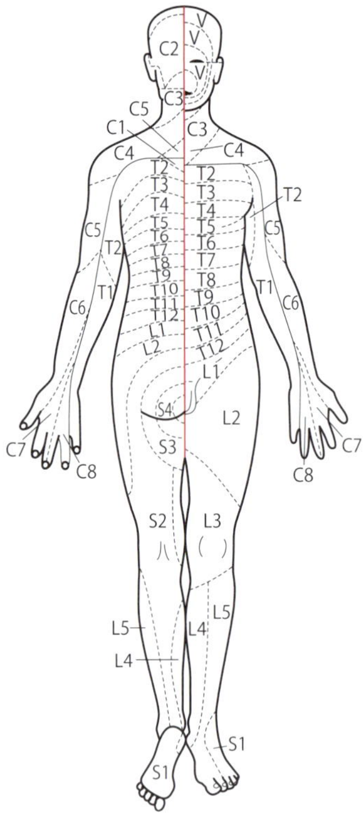

内臓	反射—痛覚症状があらわれる分節	
心臓	頭域．左 C3・C4	左 C8 ～ T9（前後）
大動脉	左 C3・C4	両側 C8 ～ T6（前）
肺・胸膜右（左）	頭域右（左）．C3・C4	右（左）T2 ～ T9（前後）
脾	頭域．左 C3・C4	左 T7 ～ T11（前後）
食道		両側 T3 ～ T5（前）
胃	頭域．左 C3・C4	左 T5 ～ T9（前後）
十二指腸	右 C3・C4	右 T8 ～ T10（前後）
肝・胆嚢	右眉毛の直上．右 C3・C4	右 T6 ～ T10（前後）
膵臓	左 C4	左 T7 ～ T9（前後）
空腸		左 T9 ～ T11（前）
回腸		右 T10 ～ T11（前）
盲腸・上行結腸	右 C3・C4	右 T11 ～ L1（前）
虫垂	右 C3・C4	右 T11 ～ T12（前）
横行結腸	C4	T11（前）
下行結腸	左 C3・C4	左 T11 ～ L1（前）
S 状結腸	左 C3・C4	左 T11 ～ L1（前）
直腸		左 L4 ～ S5
腎・泌尿器右（左）	左右 C4	右（左）T9 ～ L2（後）
膀胱		両側 T11 ～ S2（前）
睾丸・副睾丸		右 T12 ～ L3
子宮		両側 T11 ～ L4（前後）
子宮附属器右（左）		右（左）T11 ～ L4

＊右（左）は右側の臓器は右に，左側のは左に症状があらわれることを示す．

＊横行結腸はキャノン·ペーム点より近位は右に，遠位は左を支配する．

図 2-7　デルマトームと内臓の所属分節

（F. Dittmar. E. Dobner : Die neurotopische Dignose und Therapie innrer Krankheiten Ein Leitfaden fur Die aeztliche Praxis. 間中善雄 訳「内科疾患の神経領帯療法」. p22. 医道の日本，1982. [17] より）

III 看護ケアに活用できる東洋医学

1 指圧・マッサージに関する知識

① 東洋医学における治療の目的

東洋医学では体表に現われた反応を探り出し，その反応をもとに適切な刺激を与えることによって症状を改善し，そして体のもつ調整力や回復力や抵抗力といった機能が十分に働ける状態に整えること，すなわち本来のホメオスターシスを回復させることが治療の目標となる[1]．前者の対症療法を「標治」，後者を「本治」とよび，本治では臓腑や経絡の気血のアンバランスを是正することに焦点が当てられる．そして，治療を行うには，どのようなときに（状態），どこに（ツボ），どのような刺激（刺激方法）を行うかを決定することになる．

② ツボの選び方

ツボを選ぶ（とる）ことを「取穴」というが，ツボの選び方と組み合わせ方にはさまざまな考え方と方法がある．注意することは，ある作用を持つツボと別の作用を持つツボを一つずつ組み合わせても二つの作用を発揮するとは限らないことである．打ち消し合うこともあれば，相乗効果を現すことも，また別の効果を現すこともある．

ここではツボを選ぶ視点とファーストチョイスとしての取穴法を中心に解説する．

● 局所取穴と遠隔取穴

局所とは，おおむね症状発現部位およびトリガーポイント（p.47）などの障害部位を指す．また，遠隔部とは単に局所以外を指すものではないが，ここでは，取穴することで局所症状を改善することができる局所より離れた部位を指す．

局所取穴

局所取穴は最も簡単な方法であるが，これを十分にマスターできればある程度の効果を得られることが多い．しかし，時に症状を悪化させる病態があるので注意が必要である．

阿是穴《あぜけつ》をとる

「阿是」とは「あっ，そこそこ」という意味で，症状がある部位やその近くの部位を圧迫して見つけ出すことができる．圧迫して痛みがある場合には，その近隣と比べてどうか，また反対側と比べてどうかを比較するとよい．圧迫して「症状の場所にひびく感じ」や「症状の再現」があればそこをポイントとしてよい．

局所を避ける場合

「激しい自発痛や運動痛がある」「知覚の過敏や低下がある」「激しい圧痛がある」「発赤・熱感がある」「急性発症した場合」「運動麻痺がある」などのときには，場合によっては局所の刺激を避け，遠隔からの刺激を行うほうが無難である．

また，局所の反応が乏しい場合には他の部位に原因が存在する場合が多く，トリガーポイントや神経の走行などの解剖学の知識などを用いて探すことになる．

遠隔取穴

遠隔取穴の奏効の仕方は時にドラマティックであるが，ある程度の知識と経験を必要とする．遠隔取穴にはさまざまな方法があるが，ここでは肘から下，または膝から下にある要穴（重要な働きを持つ経穴）の用い方を解説する．

上の病は下にとり，下の病は上にとる

頭の症状は足のツボで，足の症状を頭のツボでとるという方法である．これには「循経取穴《じゅんけいしゅけつ》」といって経絡（図 3-1）に基づいて経絡上の要穴などを取穴する方法と，経絡とは無関係に反応点に取穴する方法がある．例えば，頭痛の場合，痛みが側頭部にあれば足にある胆経上のツボをとるやり方が循経取穴である．大切なのは反応の有無で，経絡上にあってもなくとも探って頭痛が和らぐなどの反応を目安とする．

左の病は右にとり，右の病は左にとる

病があるところと反対側をとるやり方である．さまざまな症状に応用されるが，症状が激しくて局所治療を行いにくい場合や局所治療で経過が思わしくないケースに用いて効果が得られることがある．また，脳血管障害後の麻痺側の痛みや切断された上肢の痛み（幻肢痛）などのように，局所への刺激が有効となりにくいケースや局所を治療することができない場合にも応用が可能である．反対側を治療する方法には巨刺《こし》と繆刺《びゅうし》とよばれるものがあり[3]，前者ではツボを刺激し，後者では絡脈の瀉血を行う．

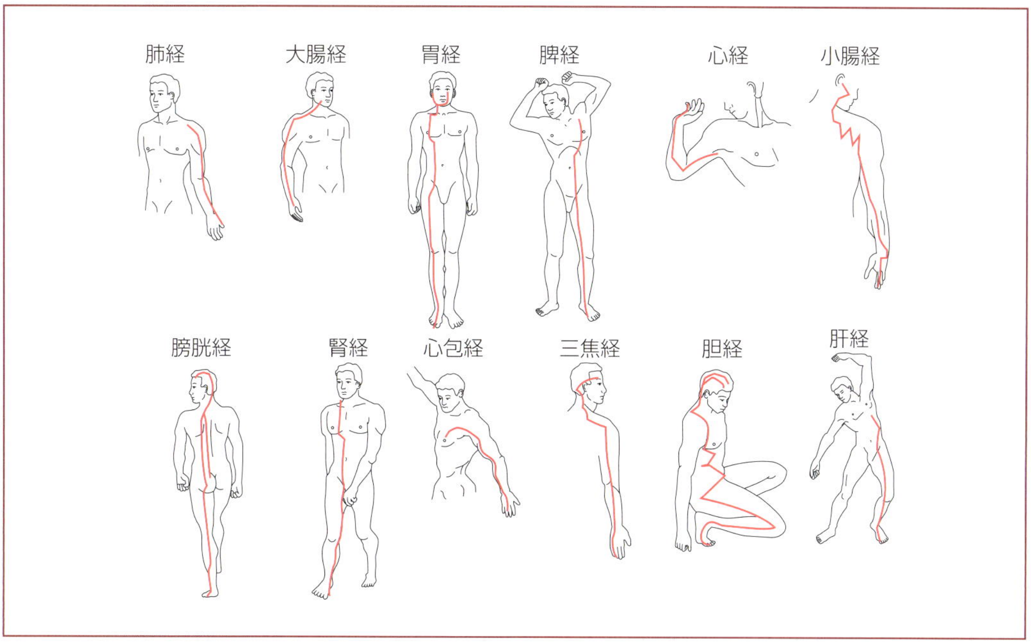

図 3-1　12 経脈の流注
（天津中医薬大学・学校法人後藤学園編，兵頭明監訳・学校法人後藤学園中医学研究所訳：針灸学（経穴編）．p48, 53, 60, 67, 73, 79, 84, 91, 97, 102, 109, 115，東洋学術出版社，1997.[2] より）

体表面の症状と取穴

体表面の症状とは，ここでは臓腑以外のもの指す．例えば，皮膚，筋・筋膜などの軟部組織や骨や関節などである．

局所取穴：症状の発現部位から阿是穴を探る

体表面の症状の局所取穴としてはまず症状を発現している部位から阿是穴を探る．そして，前述したように，局所の反応に乏しい場合には，他の部位に原因があると考えてトリガーポイントや経路の走行などを参考に関連部位を探るとよい．

遠隔取穴：滎穴と兪穴を用いて経絡上の症状を治す

遠隔取穴では，症状の発現している部位がどの経絡上にあるかを確認し，その経絡の四肢の要穴の反応を探ればよい．要穴の代表的なものには，五行穴に属する滎穴と兪穴がある．

五行穴

五行穴には，井穴《せいけつ》，滎穴《けいけつ》，兪穴《ゆ けつ》，経穴《けいけつ》，合穴《ごうけつ》の５つがありそれぞれが役割をもっている．「井穴」は心下の閉塞感，すなわち不安状態やプレショックの状態によい[4] とされる．この部位はグロムス機構が存在し，全身の血液循環に影響を与える．また，「滎穴」は発熱，「兪穴」は関節痛・筋肉痛，「経穴」は咳や気管支疾患，「合穴」は消化系統の病気や陽の臓器に用いる[5] とされる．『霊枢』の邪気蔵府病形という項目に「滎兪は外経を治す」とあるように，滎穴と兪穴は体表の経絡上にある症状を治すのに優れている[6] とされている．したがって，症状が 12 経絡のうちどの経絡上

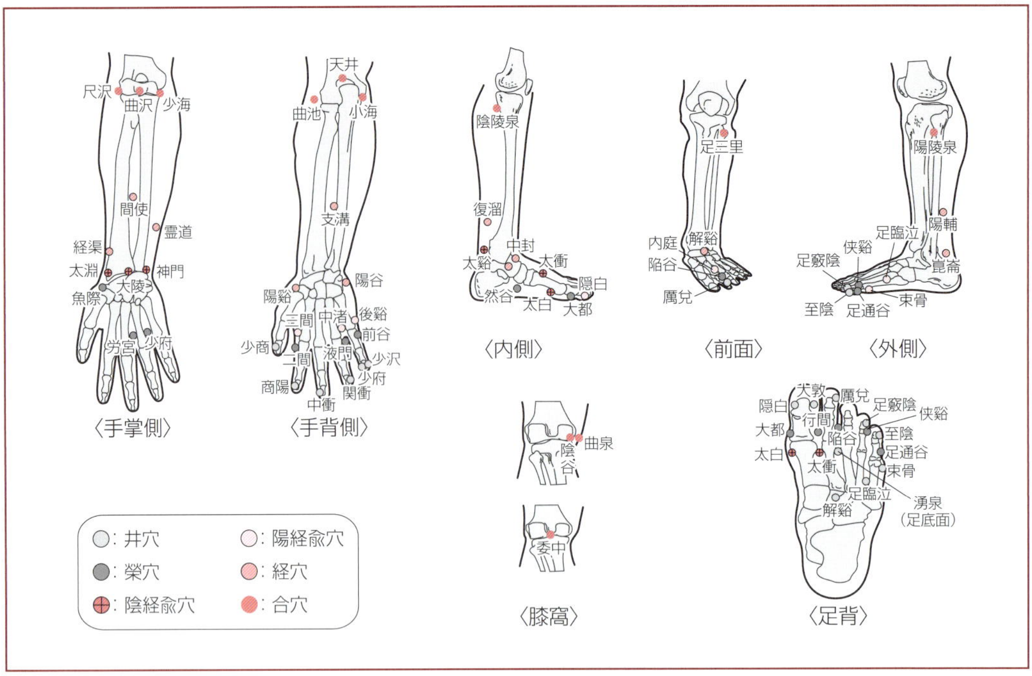

図 3-2　五行穴　（王暁明・他：経穴マップ．pp170 ～ 171，医歯薬出版，2004．[7] より）

にあるかを確認して反応のあるどちらかに治療すればよいのである（図 3-2）．

とくに，筋肉の運動動作時の痛み，痙攣，突っ張り，引きつり，麻痺など（経筋病という）に有効である[8] という．『霊枢』には，熱がある場合には滎穴を，時間的に重くなったり軽くなったりする場合には兪穴をとるとある[5]．

内臓の症状と取穴

皮膚や筋肉への刺激が自律神経を介して内臓に反射性反応を誘発することはよく知られている（内臓体壁反射，p.53）．四肢への刺激によって誘発される反射はおもに上脊髄レベルを介して出現し，体幹部の刺激では脊髄を介する分節性の反射が起こりやすい[9]（図 3-3）．すなわち，体幹部の要穴である背部兪穴・募穴と，四肢の要穴からの刺激では反射経路が異なる．

局所取穴：募穴および背部兪穴の反応と内臓の所属分節を参考にそのエリアを探る

内臓疾患では身体の前面部に自覚症状が出現する場合が多いが，内臓からの反射は腰背部にも出現する．ここでは，内臓から体壁に反応が起こるエリアを局所としておく．局所取穴は募穴（p.50）や背部兪穴（p.52）の反応や前記した内臓所属分節を参考にそのエリアから阿是穴を探って取穴するとよい．すなわち，胃疾患の場合には，胃の募穴である中脘，背部兪穴である胃兪の反応だけでなく，おおむねね T5 ～ T9 のエリアの反応をみる必要がある．

ツボの多くは相反的な作用を有している．例えば，腹部にある同じツボであっても，あるときは便秘に対して，あるときは下痢に対して使用できる．横隔膜周囲の病変では，横隔膜神経反射

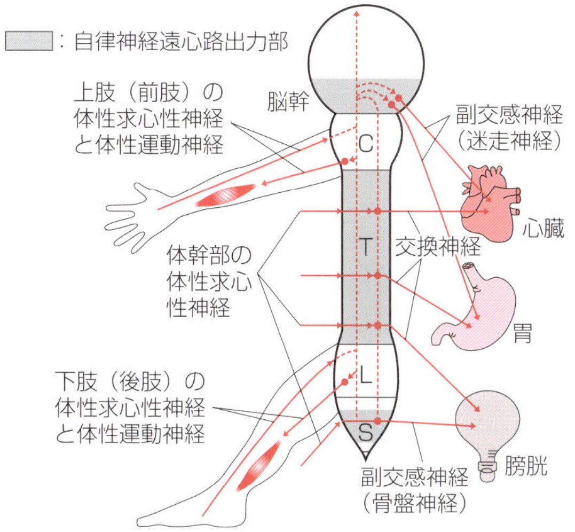

四肢の刺激は上脊髄性の体性―自律神経反射を誘発しやすく，
体幹部の刺激は脊髄性の体性―自律神経反射を誘発しやすい．

図 3-3　体性―自律神経反射と体性―運動反射の比較の模式図
（図は，佐藤優子：体性―自律神経反射．CLINICAL NEUROSCIENCE 自律神経，15(4)：66，1997．[10] より）

として胸部（T7 ～ T12）と頸肩部（C3 ～ C4）に反応を起こすので，そのエリア[11] の阿是穴を探るとよい．

遠隔取穴：臓腑それぞれの病証と関連する経絡の原穴と下合穴をとる

臓腑は三焦と心包を除いて現代医学と同一の名称が用いられているが，その機能はもっと広く考えられている．例えば，呼吸器の「肺」は呼吸により気を摂取し，脾が生成した気の一部から血と水を生成し，また皮膚の機能を制御し，その防衛力を保持する働きがある（p.35）．したがって，肺の異常では咳やカゼなどの呼吸器症状の他に，皮膚や発汗の異常なども起こってくる．また，肺は悲しみの感情とも関わりがあり，発病の原因とされる．

これらの病証があれば肺の治療を行うことになる．臓腑の病証に対する遠隔治療の代表的なツボとしては原穴《げんけつ》と下合穴《しもごうけつ》がある（図 3-4）．

原穴

原とは原気のことで，原気は臍下の腎間から起こり，三焦を通じて臓腑経絡に散布されるものである．原穴は 12 経脈にそれぞれ 1 穴だけあり，臓腑の原気の状況がもっとも現われるところであることから，臓腑の病の診断と治療において重要な作用があるとされる．どちらかといえば，腑の病よりも臓の病の治療に用いるとされる．

下合穴

合穴は五行穴のひとつで，『霊枢』邪気蔵府病形に「合穴は内腑を治す」[6,13,14] とあるように腑の病の治療に用いられ，おもに消化器系の病に用いられた．しかし，上肢（手三陽経）に本来ある合穴は内腑の治療には用いられておらず，下肢（足三陽経）に下合穴として別に設定している．

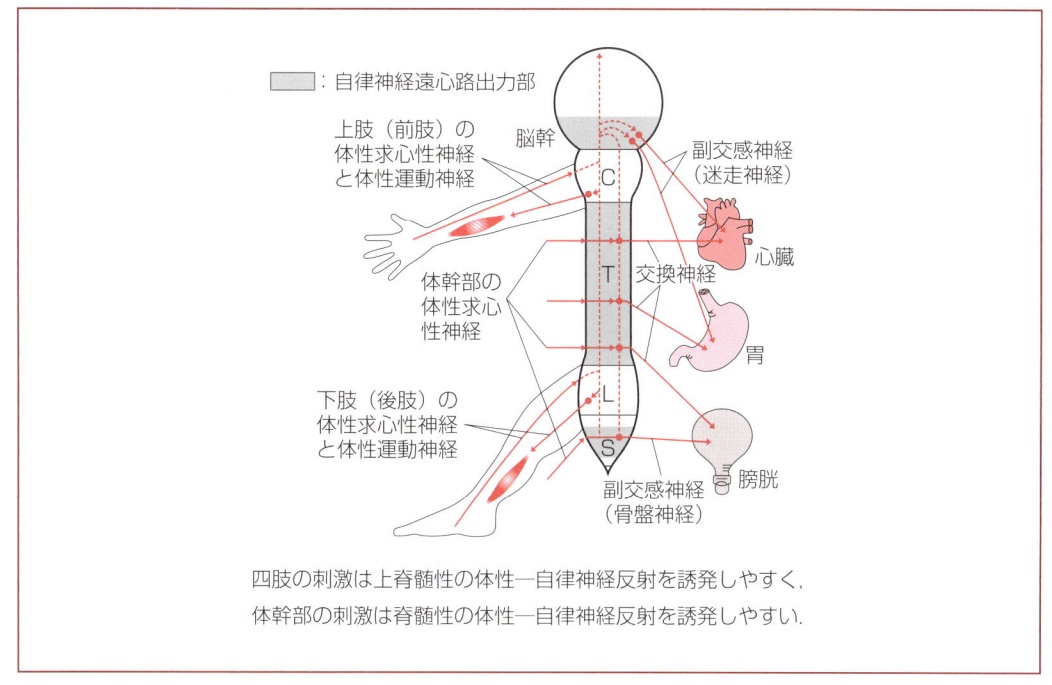

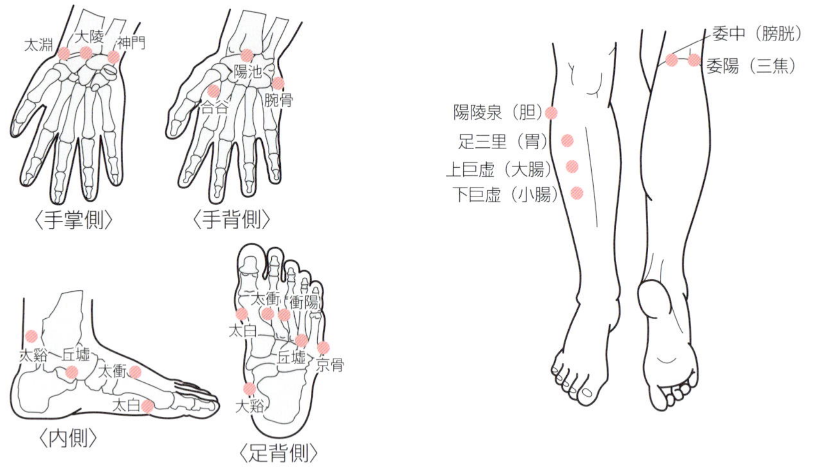

原穴：大淵―肺経，大陵―心包経，神門―心経，合谷―大腸経，陽池―三焦経，腕骨―小腸経，
太谿―腎経，太白―脾経，太衝―肝経，衝陽―胃経，丘墟―胆経，京骨―膀胱経

臓の病には原穴を，腑の病には下合穴を用いる．

図 3-4 原穴（左）と下合穴（右）（左図は，王暁明・他：経穴マップ．pp167, 179, 医歯薬出版，2004.[12] より）

精神症状と取穴

ストレス，不安，抑うつなどが，さまざまな症状を発現させたり，遷延化させたりする原因となることはよく知られる．また，抑うつ状態にある患者では疼痛閾値《いきち》を低下させたり，不安の強い患者では身体へのとらわれが強くなったりする傾向がある[15]．治療は多彩な症状に対して対症的に治療を行うとともに，ストレスや不安などに対しても対処する必要がある．

東洋医学では，情動を臓腑と対応させて考えており，また，精神症状は気血水の考え方と結びついているものが多い．精神症状にはさまざまなものがあるが，憂うつ気分や胸のつかえなどは気欝，のぼせ感などは気逆，意欲障害や倦怠感などは気虚，抑うつ気分や焦燥感は瘀血，動悸や不安感などは水毒として捉えることができる[16]．

肝は気のめぐりを調節する

精神症状に対処するには，まず気のめぐりをよくすることに着目するのがよい．

全身の気のめぐりを調節しているのは「肝」であり，肝の機能が失調すると，気うつや気逆が起こりやすくなる．肝の働きは現代医学的にいえば自律神経機能に相当し，ストレスの影響を受けやすく，その結果として自律神経症状が生じる．また，肝は精神活動を安定させる作用があるとされ，肝に問題がある人は易怒性があり，イライラすることが多い．

これらの肝の病証に対しては，募穴である期門（図 2-3），背部兪穴である肝兪（図 2-4），また，原穴である太衝（図 3-4）などに反応が現われやすいため，これらのツボを取穴の候補にあげることができる．

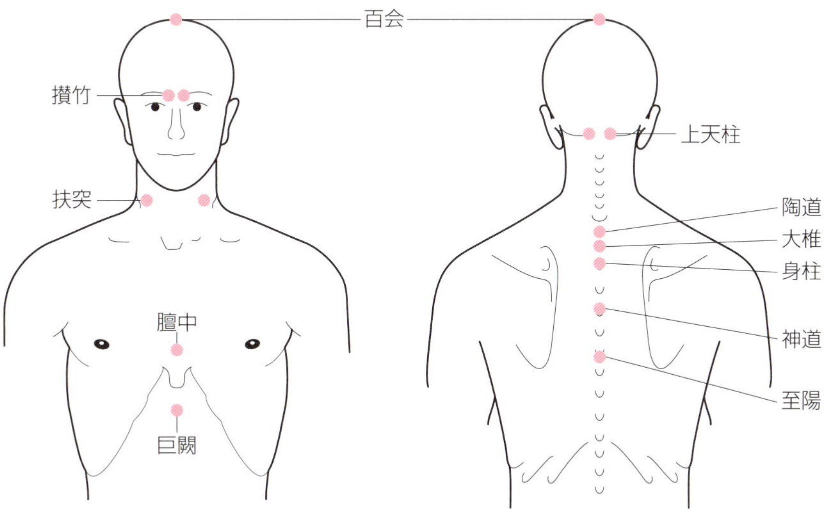

精神的な症状は「肝」と「心」に注目し，その他，反応が起こりやすい部位から探す．

図 3-5　精神的な症状に対するツボ

心は情動を統括する

心は血液循環と情動を統括する作用があるとされている．したがって，不安感や抑うつ気分などの精神症状のある人には心の反応に注目するとよい．

心の病証に対しては，募穴である巨闕（図 2-4），背部兪穴である心兪（図 2-5），また，原穴（図 3-4）である神門などのツボを取穴の候補にあげることができる．

ただし，心の治療においては心経よりも心を保護している心包経のツボを用いることが多い．したがって，心包経の募穴である膻中，厥陰兪（背部兪穴），太陵（原穴）も候補にあげられる．とくに，膻中は臨床的にも反応が現われやすく，治療効果も得られやすい．

反応の現われやすい部位に取穴する

精神症状には，肝や心のツボの他に，以下の反応に注目して取穴するとよい（図 3-5）．

頭顔面部：頭頂部にある「百会」の圧痛や紅斑や浮腫，顔面部にある「攢竹」の圧痛

頸部：後頸部にある頭半棘筋部「上天柱」の圧痛や紅斑，胸鎖乳突筋部のある「扶突」の圧痛

背部：C7 ～ T8 棘突起間（督脈）にある「大椎」「陶道」「身柱」「神道」「至陽」などの圧痛

全身症状と取穴

全身症状はすべての臓腑と関係するが，慢性疾患を持つ患者の多くは，易疲労，意欲低下，倦怠感などの気虚の症状を呈してくるため，ここではとくに気虚について触れる．

慢性疾患でもとくに消耗性疾患を有する患者では気虚の症状が強くなる．また，食欲不振や下痢などの消化器症状を持つ患者では飲食物の摂取の減少や栄養物の吸収能力の低下などにより気虚の状態に陥ることが多い．気虚の状態を改善するには消化機能を高めること，すなわち脾胃の強化が必要である．また，脾は肌肉（筋肉など）を養うとされることから，脾の機能が低下した患者では筋肉の質が悪いため，筋骨格系の症状が多くなる傾向にある．

脾胃の強化には，胃の募穴である中脘（図 2-4），脾胃の背部兪穴である脾兪・胃兪（図 2-5），胃の合穴である足三里（図 3-4）が代表的なツボとなる．

3 ツボ刺激の方法

基本手技

徒手による刺激方法には，指圧・按摩・マッサージがあるが，その基本となる手技には共通する部分も多い．ここでは，そのなかの基本的な手技を取り上げることとする[17]．

軽擦法

術者の指の腹や手掌を皮膚に密着させて「さする」「なでる」手技．加える圧力は，部位や目的によって異なるが，比較的体力の落ちた患者や過敏な部位にはソフトなタッチで行う．

揉捏《じゅうねつ》法

おもに筋肉を対象とした手技で，母指と四指で筋をつかむように「もむ」手技

圧迫法

手指のさまざまな部位を用いて「押す」手技．基本的には母指の腹で垂直に押すが，腹部などでは両手を重ねて手掌で圧迫する．少しずつ圧を加え不快を生じない程度の力で 3 ～ 7 秒ほど押し，徐々に力を抜く．

叩打《こうだ》法

指の腹で一定のリズムで軽く「たたく」手技

ポイント：手技の圧力はいずれも気持ちよい程度の刺激を心がける．気持ちよい刺激はリラクゼーション効果を期待できる．おおむね 3 ～ 5 kg 程度が目安となるので，体重計などで確認しながら覚え，患者の状態によって加減する．

刺激条件

刺激を行う際には，刺激する条件を考慮する必要があるが，そのひとつに患者の姿勢の問題がある．例えば，脊柱管狭窄症の患者では，伏臥位をとることによって腰下肢痛を増強させることになる．また，坐位での不適切な刺激は脳貧血を起こしたり，喘息患者の仰臥位での刺激は発作を誘発したりすることにもなる．

基本的には患者が楽な姿勢をとること，自律神経が不安定な患者では刺激によるリバウンド現象が起こるので，状況に応じて坐位で軽い刺激を心がけるなどの配慮が必要である．このように，生体は呼吸や姿勢などによって刺激に対する反応が異なることが知られている．古典においては，鍼を呼気時に刺入して吸気時に抜く場合には「補法」，吸気時に刺入して呼気時に抜く場合は「瀉法」としており，虚実によって刺激の仕方を考慮する必要があることを示している．現在では，呼吸相によって自律神経は変動する[18] ことが知られ，呼気時に坐位にて浅い鍼刺激を行うと副交感神経機能が高まる方向へ働き，補法的な意味を持つといわれている．

4 ツボ刺激の実際

刺激時間は患者の状態によるが，局所なら5～10分，全身で30～45分程度を目安とする[17]．次ページより部位別に解説するが，経絡の流注上の症状と病証に対する効果についての詳細は割愛する．

頭　部

診かた：

押して「気持ちよい（虚痛）」ところや「ひびく」ところを探す．とくに，浮腫や陥凹している部位でみつけられることが多い．

手　技：

・圧迫法を行う．

・姿勢は可能であれば仰臥位とし，頭側に座る．

・母指を重ね，頭をつかむようにして母指の腹で圧迫する．

作　用：

頭痛，眩暈，鎮痛（全身および三叉神経領域の疼痛閾値を上げる），鎮静，精神症状，自律神経症状，気うつ，気逆などの改善．全身に影響を及ぼす．

ポイント：

頭頂部の陥凹にある「百会」を中心として，身体の前面の症状は百会より前の反応を探し，後面では後，右側では右，左側では左の反応を探す．「囟会」「後頂」「正営」「目窓」「上星」などを基点として探してみる（図 3-6）．

・鼻症状では前面を探っていくと，鼻に響くところをみつけることができる．

・脳血管障害後遺症などによる半身の違和感などでは患側の反応を探す．

・めまい患者では百会周辺に浮腫がみられることが多い．

・頭部の症状がある場合には，症状の部位に応じて，肝，胆，膀胱の経絡の反応を探すとよい．

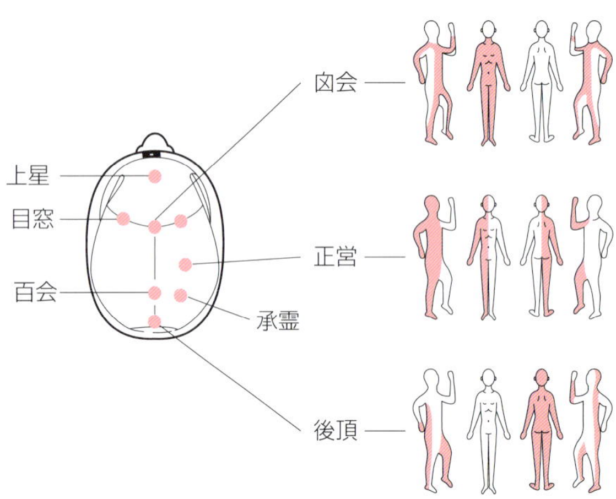

「百会」より前にあるツボは身体の前面へ，右にあるツボは右側面へ，後ろにあるツボは後面へ影響を及ぼす．色をつけた部分は「囟会」「正営」「後頂」へ鍼麻酔を行ったときに出現する知覚鈍麻領域を示す（代田文彦による）．

図 3-6　頭部のツボ

顔面部

診かた：

押して「気持ちよい（虚痛）」ところや「ひびく」ところを探す．頬部の細絡は眼症状を持っていることが多い．顎関節では開口障害やクリック音や摩擦音などを確認する．

手　技：

・軽い圧迫法を行う．

・姿勢は可能であれば仰臥位とし，頭側に座る．

・母指の腹で圧迫する．

作　用：

局所作用（眼・鼻・顎関節・歯など），精神症状や顎関節症の改善など

ポイント（図 3-7）**：**

局所症状として，「攅竹」「太陽」は眼症状，「迎香」は鼻閉などの鼻症状，「下関」は顎関節症や歯痛などによい．

・攅竹は，気分を安定させる作用がある（p.61）．

・下関は，頭痛やめまい，肩こりによい．

・太陽は，頭痛を誘発することがあるので注意が必要である．

・眼の症状には肝・膀胱・胆・大腸を，鼻と歯の症状には大腸・胃を，顎関節症には頭部（承霊付近）・大腸・胃の経絡の反応を探すとよい．疼痛が激しい場合には，顔面部への刺激を避ける．

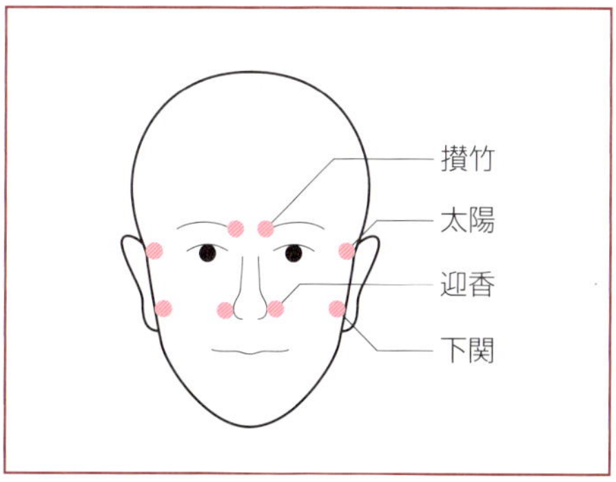

図 3-7　顔面部のツボ

頸　部

診かた：

押して「気持ちよい（虚痛）」ところや「ひびく」ところ，また，症状の再現がみられるところを探す．後頸部では浮腫や紅斑の有無を確認する．

手　技：

・揉捏および圧迫法を行う．

・姿勢は可能であれば仰臥位とし，頭側に座る．
・前頸部の胸鎖乳突筋では揉捏法を，斜角筋部では母指の腹で圧迫法を行う．後頸部では後頭部を手掌全体で持ち上げるような姿勢とし，中指の腹で圧迫法を行う．伏臥位では患者の横に座り母指で行う．

作　用：

局所症状（頸肩の痛み・こり），頭痛，めまい，眼・鼻・耳・歯の症状，睡眠障害，抑うつ気分などの改善

ポイント（図 3-8）**：**

・頭痛やめまいには「上天柱」「風池」がよいが，風池は症状を誘発することがあるので注意が必要である．また，風池は腰下肢症状を改善することがある．
・抑うつ気分や睡眠障害などの精神症状は「上天柱」「風池」「扶突（p.61）」を中心に反応をみるとよい．胸鎖乳突筋は額や耳の痛みの原因となり，精神症状をもつ患者に多い．これらのツボは眼・鼻・耳の症状がある場合にも反応が現われる．
・斜角筋（前・中）は上肢への神経や血管が走行する部位であるので上肢症状によいが，肩背部（肩甲骨の内縁部）へも痛みやこりを起こす．
・頸椎疾患がある場合では，棘突起の傍点に障害レベルに応じた反応がみられる．
・頭痛，脳血管障害後遺症，頸部外傷，頭痛，めまい，また，抑うつ症状などの精神症状のある患者では，後頭部に浮腫や紅斑などがみられる．この部は導出静脈の開口部であるため，「百会」「攅竹」などの反応もみる．
・僧帽筋の「肩井」は局所のこりや側頭部の痛みなどを引き起こす．また，横隔膜神経の反射が起こる部位でもあるため，上腹部症状や背部症状を改善することがある．
・後頸部症状では，膀胱・胆の経絡の反応を探るとよい．
・前頸部症状では，大腸経の反応を探るとよい．

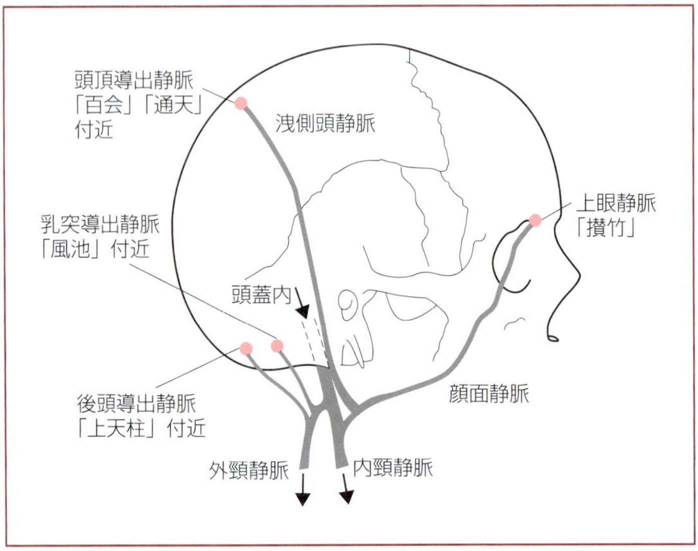

図 3-8　導出静脈とツボ

●胸　部

診かた：

大胸筋部は母指と四指でつまむように,「気持ちよい（虚痛)」ところや「ひびく」ところ，症状の再現がみられるところを探す．胸骨上は中指の腹で圧迫し，軽く触れても反応がある場合にとる．

手　技：

・大胸筋部では揉捏法を行う．
・胸骨部では軽擦法を行う．
・姿勢は可能であれば仰臥位とする．

作　用：

呼吸器症状，肩こり，上肢のだるさ，精神症状，気欝などの改善

ポイント：

・肺の募穴である「中府」(図 2-4）は大胸筋上にあり，肩こりと関係する．
・深部にある小胸筋の緊張は上肢への血管を圧迫し，上肢のだるさなどの症状を引き起こす．
・両乳首を結ぶ線の中央にある心包経の募穴である「膻中」(図 3-5）はストレス，不安，抑うつ気分，焦燥感などによく，蒸しタオルなどで温めてもよい．

●腹　部

診かた：

ツボは中指の腹で腹壁の緊張などは手掌で軽く圧迫する．抵抗感のあるところや痛むところ，また，ひびくところを探す．

手　技：

・軽擦法および圧迫法を行う．
・手掌全体で軽擦し，両手を重ね手掌全体でゆっくりと時計回りに圧迫する．

作　用：

消化器症状，泌尿器症状，婦人科症状（月経困難症)，腰背部痛，水毒，瘀血の改善など

ポイント：

・内臓疾患では所属分節を参考に反応をみる．
・募穴は臓腑の異常だけでなく，経絡上の異常も反映される．例えば，臍から指 3 本分外側にある大腸経の募穴の「天枢」(図 2-4）は大腸経の経絡上の症状（肩や肘の関節痛）を改善させることがある．
・腹部に手術痕がある場合には，手術痕がさまざまな疼痛の原因となるので，手術痕周辺の反応を探り温めるのがよい．とくに虫垂切除痕は腰痛や右膝関節痛などを引き起こすことがある．
・腹部への施術は，吐き気や脳貧血などを誘発することがあるため，不快に感じる場合には行わない．

背部・腰部・殿部

診かた：

後正中線上で脊椎棘突起間にあるツボのラインを督脈という．そして棘突起のほぼ外縁を走るラインを背部1行，督脈から指2本分外側にある膀胱経の兪穴の走るラインを背部2行，背部2行からさらに指2本分外側にある膀胱経上のツボがあるラインを背部3行とここでは定義する[19]（図3-9）．これらのラインを順に指の腹で押して行き，反応を探す．

手　技：

・軽擦法，圧迫法，揉撚法を行う．
・圧迫法は，親指の腹で背部1行→2行→3行と行っていくとよい．
・揉撚法は，2行と3行および殿部で行う．
・乳幼児の背部を行う場合には，軽擦法または叩打法を用いる．
・気管支喘息では坐位で軽擦法を行う．

作　用：

局所症状，内臓機能および症状，精神症状，乳幼児の症状，下肢のだるさなどの改善

ポイント：

・督脈にはT1からT8までは精神症状の反応が出現しやすい．また，T3棘突起下にある「身柱」（図3-5）は疳の虫や夜尿などの乳幼児のさまざまな症状に用いられる．
・背部1行には脊髄神経後内側枝が分布しており，脊椎疾患などに応用しやすい．また，深部にある多裂筋や半棘筋や回旋筋は姿勢の保持などに重要であり，不良姿勢や同じ姿勢を長時間保った後に生じる背部痛などに効果的である．
・背部2行では，おもに背部兪穴の反応をみる．「小腸兪」「膀胱兪」（図2-4）は腰仙部の痛みを訴える出産歴のある女性によい．
・背部3行では，T4棘突起下から指4本分外側にある「膏肓」付近に生じたトリガーポイントは肩こりを，また，L2棘突起下から指4本分外側にある「志室」に生じたトリガーポイントは嘔気を引き起こす（図3-10）．
・内臓疾患では所属分節を参考に背部1行から3行までの反応をみるが，急性疾患や内臓に熱があれば背部1行に反応が起こり，慢性化するにつれて2行→3行と反応が移るとされる．
・その他，下肢症状がある場合には，中殿筋や小殿筋が問題となることがあるため，仙骨外縁から大腿骨大転子付近までを腸骨に沿って反応を探る．
・肩甲骨の中央にある「天宗」は，乳汁分泌をうながす作用がある．

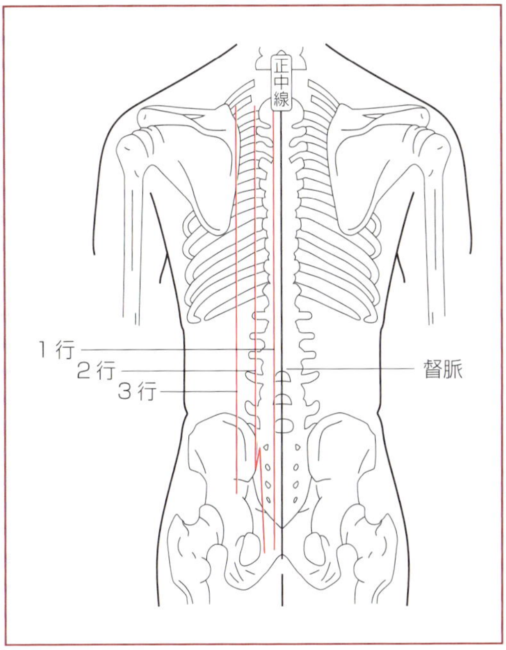

図3-9　膀胱経の分類（1行・2行・3行）

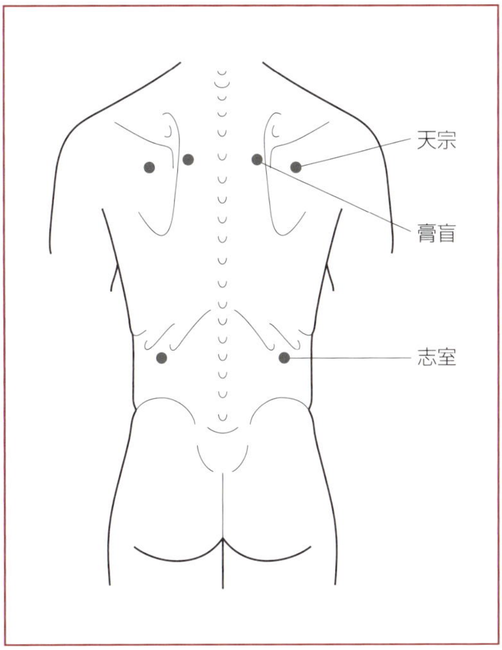

図3-10　背部のツボ

上　肢

上肢では要穴および使用頻度の高いツボについて解説する（図3-11）.

診かた：

上肢の局所症状以外では，圧迫して症状が軽減または失するところを中心に探す.

手　技：

・圧迫法および揉撚法を行う.

作　用：

おもに経絡の流注上の症状と病証の改善

ポイント：

・原穴（前述，p.59）：大腸経の「合谷」は鍼麻酔に用いられ，とくに顔面部の疼痛を改善する．便秘などの腹部症状や面疔などにも用いられる．心経の「神門」は便秘によい.

・郄穴：経絡の反応が強く現われる部位で，おもに急性症状に用いられる．肺経の「孔最」は痔疾患の特効穴である．心包経の「郄門」は胸痛や動悸などの循環器症状に即効がある.

・絡穴：絡とは連絡の絡であり，経脈と経脈を互いに連結する作用がある．12の経脈は絡穴から出る絡脈によってつながっているため，全身に気血を巡らせることができる．経絡とよぶのはこのような理由からである．12経絡以外の奇経にも絡穴は存在し，全部で15絡脈がある．絡穴は2つの経絡をつないでいるので，その両者の臓腑の治療に用いることができる．心包経の「内関」は嘔気に効果的であり，化学療法後の嘔気にも用いられ効果を上げている.

・五行穴（p.57も参照）：合穴である大腸経の「曲池」は大腸の症状や肩こりによく用いられるが，胆経と関わることから眼疾患に応用される．肺経の「尺沢」は咳に，心経の「少海」は耳鳴りなどに用いられる．また，痛みなどの症状がどの経路上にあるかが判断できれば，滎穴と兪穴を用いて症状を治療することが可能となる．大腸経を例にとってみると，大腸経は第2指の橈側端より起こり，前腕外側→肘→肩前面→下歯→鼻の順に上行する経路である．この経路上でよくみられる症状として肩の痛みや歯の痛みがあり，これらに対する滎穴と兪穴である「二間」と「三間」は有効な経穴となりやすい．両者を圧迫してみて，肩や歯の痛みが軽快，あるいは消失するといった反応を見つけ出して刺激すればよい．
・特効穴：「腰腿点」は腰痛，「上都」は肩関節痛，大腸経「手三里」は歯痛，大腸経「肩髃」は皮膚疾患（かゆみ）などに用いられる．

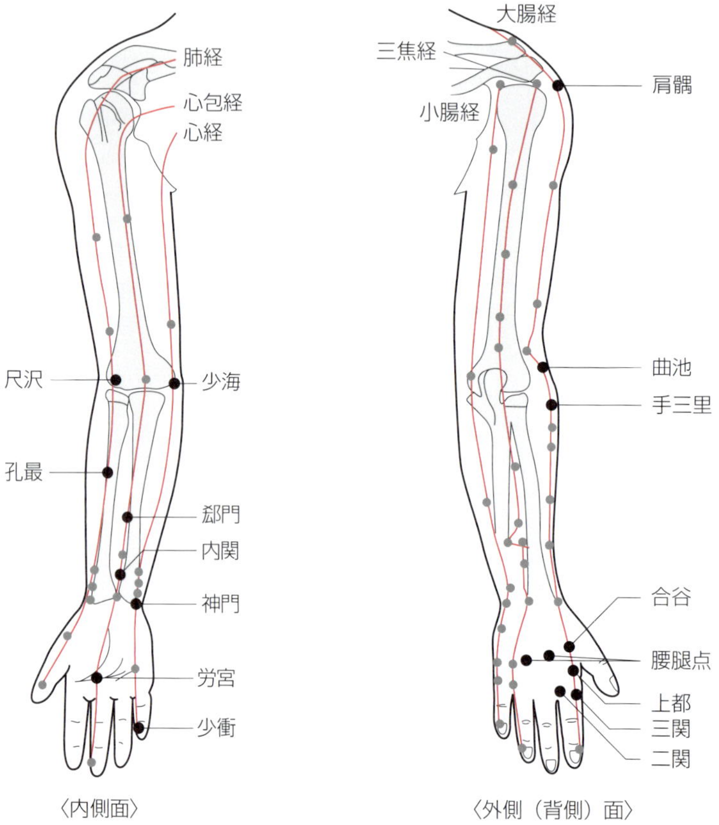

図3-11　手のツボ

下　肢

下肢も要穴および使用頻度の高いツボについて解説する（図 3-12）.

診かた：

下肢の局所症状以外では，圧迫して症状が軽減または失するところを中心に探す.

手　技：

・圧迫法および揉撚法を行う.

作　用：

おもに経絡の流注上の症状と病証の改善

ポイント：

・原穴：肝経の「太衝」は気の巡りをよくする．また，鎮痛作用にも優れる.

・郄穴：胃経の「梁丘」は胃痙攣，下痢の特効穴である．脾経の「地機」は足底痛によい.

・絡穴：胃経の「豊隆」は水毒を改善し，肝経の「蠡溝」は下腹部痛などの疝の病態によい．胆経の「光明」は字が示すように眼症状に用いられる.

・五行穴：井穴では膀胱経の「至陰」は逆子の特効穴である．経穴では膀胱経の崑崙は朝方の下痢（鶏鳴下痢）に用いられる．合穴では膀胱経の「委中」は腰背部痛，膝関節痛，肝経の「曲泉」は膀胱炎などによい．胆経の「陽陵泉」は出血や胃酸過多に用いられ，胃経の「足三里」は胃酸分泌を促進する作用がある.

・特効穴：脾経「三陰交」は逆子，月経痛，胃経「条口」は肩関節痛，腎経「照海」は足冷，咽喉痛，「裏内庭」は食中毒，頭痛，「失眠」は睡眠障害，頭痛，膝関節痛，こむら返りなどに用いられる.

耳

身体の一局所に全身が投影される（ソマトトピーに類似した機構がある）という考え方[20]があり，耳はその代表的な部位である（図 3-13）.

診かた：

ちょうど胎児を想定してもらうと大まかな配列が理解しやすい．耳介の神経支配は，大耳介神経，小後頭神経，耳介側頭神経，舌因神経，顔面神経，迷走神経などが分布しており，これらに影響を与えることができる.

手　技：

・耳輪部から耳垂部は母指と示指でつまむように圧迫する.

・三角窩・耳甲介はマッチ棒などで軽く圧迫する.

作　用：

鎮痛，消化器症状，頸肩部の症状などの改善

ポイント：

・耳たぶの中央にある「眼点」は頸肩の症状，三角窩にある「神門」は疼痛，耳甲介部にある「肺区」は疼痛閾値を上げる作用があり，迷走神経領域にあるので胸腹部症状や嘔気などにも用いることができるが，逆に嘔気を誘発することもある．いわゆる「やせるツボ」もこのエリアから選ぶことが多い.

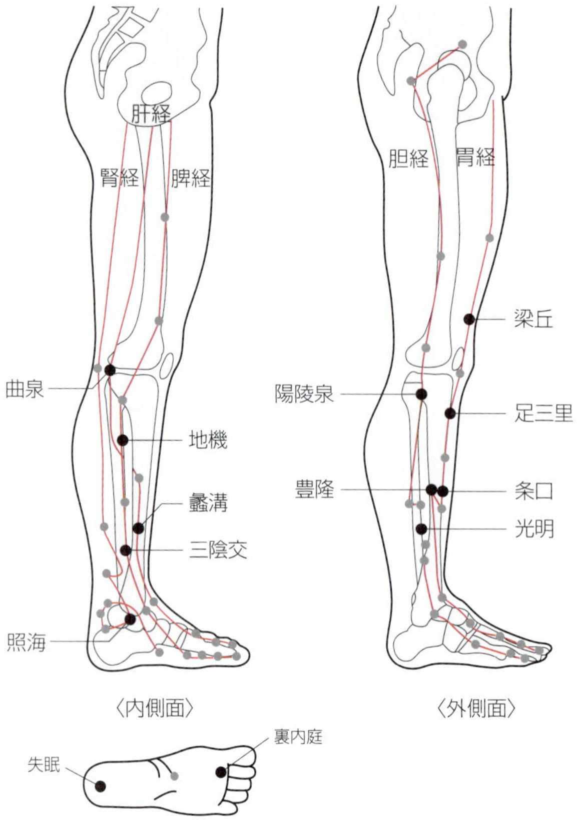

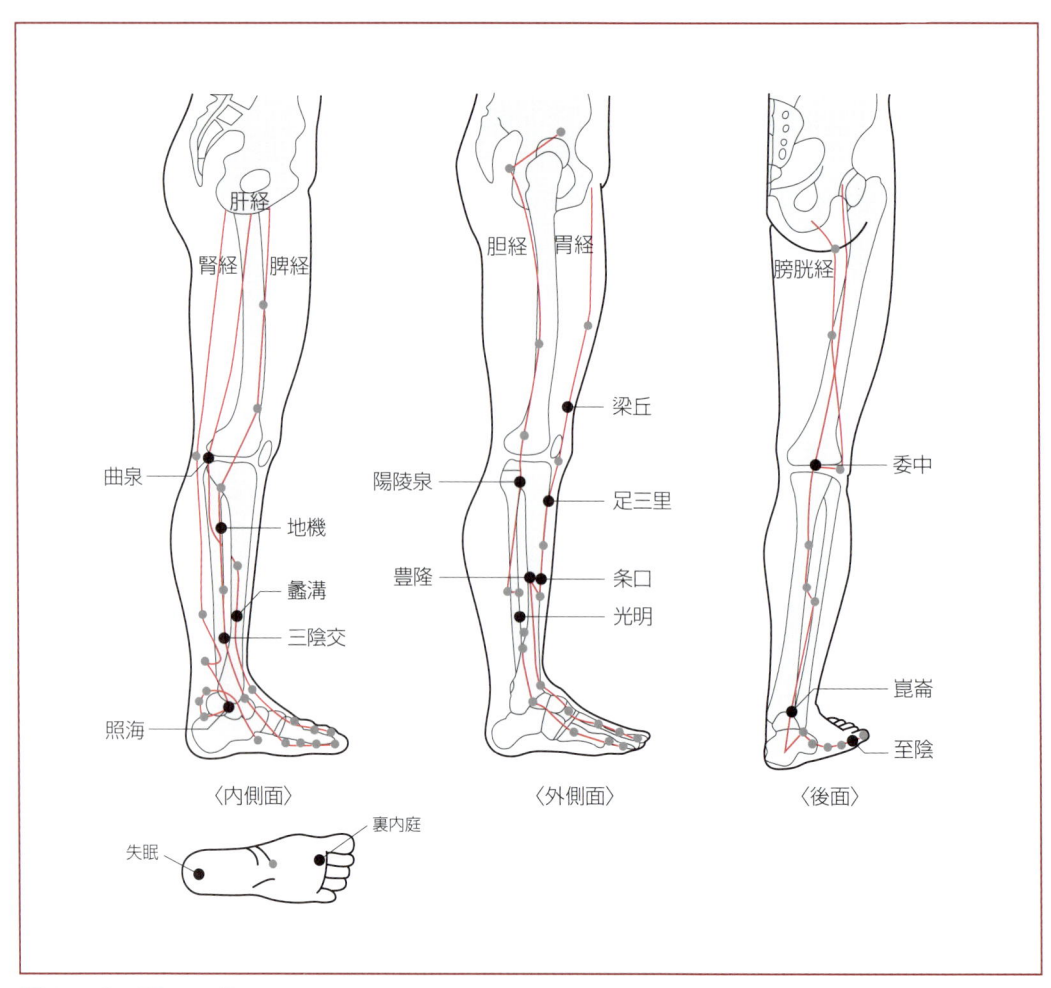

図 3-12　足のツボ

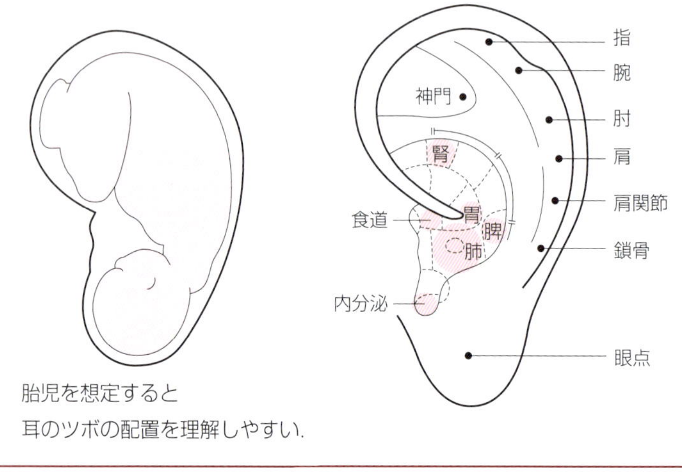

図 3-13　耳のツボ

2 生薬に関する知識

1 生薬と漢方薬

生薬と漢方薬

ゲンノショウコやセンブリと聞くと漢方薬と思うかもしれない．確かに生薬ではあるが，漢方薬とは異なる．生薬とは，天然に産する品を簡単に加工し，薬用にしたものを指す．加工には，乾燥や蒸すことなどがあるが，これを修治《しゅうじ》と呼んでいる．これに対し漢方薬は，特定の生薬を一定の分量比で組み合わせたものを指す．一般に，処方に名称があり出典がある．そして，何より重要なことは，漢方医学の理論にもとづいて使用する（「証」にしたがって用いる．証とは，患者の病態を漢方医学的に表したもの）点である．

漢方薬治療のバイブルである『傷寒論』に最初に出てくる桂枝湯という処方を例にとってみる．この処方は，桂枝（桂皮），芍薬，大棗，生姜，甘草の５種の生薬からなる．感冒にかかった際，自然に汗が出るタイプの人の感冒初期に用いられる処方である．この構成生薬のひとつを去加した桂枝去芍薬湯は胸部の，桂枝加芍薬湯は腹部の，桂枝加桂湯は頭部の症状に用いるというように，ひとつの生薬の去加でもその使用目標が変化する．このことから，生薬構成と同時に分量比が重要であることが理解できる．

生薬は主に植物由来で，他に動物，鉱物も使用される．わが国における動物生薬の使用は中国と比べ多くはない．医療用漢方製剤中，動物性生薬は，蝉退《せんたい》（セミの抜けがら），阿膠《あきょう》（動物のにかわ質），竜骨（古代哺乳動物の化石），牡蛎（カキの殻）の４種である．鉱物性生薬としては，石膏，滑石がある（表 3-1）．

民間薬・家伝薬

同じ生薬を使う場合でも漢方医学の理論にもとづくのではなく，伝承や薬物書（本草書：個々の生薬の作用を記載したもの）にもとづいて使用するものは民間薬とよばれている．例えば，先にあげたセンブリとかゲンノショウコウのように，１種類の生薬をひとつの症状に（この例では消化器症状に対して）使う場合，漢方薬ではなく民間薬とよんで区別している．家伝薬は，特定

表 3-1　生薬と由来による分類

由来による分類	
植物	圧倒的に多い（約 90%）．根，葉，皮，実，花など
動物	蝉退（せみの抜け殻），阿膠（動物のにかわ質），竜骨（古代哺乳動物の化石），牡蛎（カキの殻）など
鉱物	石膏，滑石など

の生薬を組み合わせて用いる点は漢方薬と似ているが，家代々に伝わる経験処方である（表3-2）．現在でも地方へいくとその地域の歴史のある薬局では家伝薬が売られていることがある．

生薬の作用（薬能）

古典的作用

生薬の漢方医学の立場からみた働き（薬能）に関する最初の書物が『神農本草経』である．ここでは，365種の生薬が取り上げられ，上品《じょうほん》，中品《ちゅうほん》，下品《げほん》に分けられている．上品は，無毒で長期服用も可能であり不老長寿を目的とする薬，中品は無毒有毒両者があり長期服用は斟酌を要し，体質を強化する薬，下品は，有毒で長期服用は不可で，治病目的と使用する薬として分類されている（表3-3）．

近代医学において薬というと，診断用の薬を除けば，病気の治療を目的としたものである．これに対し，漢方医学では，不老長寿や体質強化を目的とするものも薬として認識していたことが理解できる．例えば，人参の効能について同書では，五臓の機能を補う作用，精神安定作用，邪気を払う作用，目がよく見えるようにする作用，知識を増す作用をあげ，長期服用により体を軽くし，寿命を延ばすことが述べられている．寿命延長作用など荒唐無稽に思うかもしれないが，実験動物レベルでは，人参の服用により寿命の延長がみられると報告されている．

生薬の気味（温める，冷やす，臓器との親和性）

漢方薬に用いられる生薬には，温める，冷やす，そのどちらもしない，という作用を持つとする．これは陰陽理論に対応する．もうひとつは五味（酸，苦，甘，辛，鹹）である．それぞれの生薬のもつ味が五臓と密接に関係していると考えている．すなわち，酸―肝，苦―心，甘―脾，辛

表3-2　漢方薬と民間薬・家伝薬

民間薬	おもに本草書に基づいて，いろいろな病気に対して，一般大衆が経験的に自分自身で適用しようという薬．多くは一種類の生薬 （例）センブリ，ゲンノショウコ
家伝薬	その家の先祖から代々伝わっている処方
漢方薬	漢方医学の理論に基づいて使用する薬．多くは複数の生薬

表3-3　3品分類と役割・効果・毒性（『神農本草経』）

3品	役割	効果	毒性	長期服用・多量服用	主な生薬
上品120種	君，養命	身を軽くし元気を増し不老長寿の効果	無毒	可	人参，甘草，柴胡，桂枝
中品120種	臣，養性	病を防ぎ虚弱ややせを回復させる	無毒・有毒	場合による	麻黄，葛根，当帰，黄耆
下品135種	佐使，治病	悪寒発熱を来たす病院を除き，腹部の腫瘍を除き，病気を治す	多くは有毒	長期服用は不可	大黄，附子，烏頭

表 3-4　薬の気味

四気	薬の作用．陰陽理論の応用（冷やす作用あるいは温める作用） ・寒熱温涼（温，微温，平，微寒，寒）
五味	五行理論の応用．臓腑との親和性がある． ・酸―肝（木），苦―心（火），甘―脾（土），辛―肺（金），鹹―腎（水）

―肺，鹹―腎という具合に対応している．例えば，酸は肝との親和性があり，酸味の薬物は少量の薬物で肝の働きを高め，多量だとその働きを障害すると考えるのである．これは五行理論に対応している．こうした考えがどこまで正しいかはともかくとして，実際の臨床ではこうした考え方を参考にして治療を行ってうまくいくことも少なくない（表 3-4）．

現代薬理学的作用

生薬の活性成分の研究も盛んに行われるようになっている．漢方薬に使用されている生薬のなかで，その活性成分がはじめて単離精製されたものが麻黄である．単離精製は明治時代に永井長義により行われ，その活性成分はエフェドリンである．この麻黄の配合された処方のなかで，例えば，小青竜湯，麻杏甘石湯などは気管支喘息に用いられるが，麻黄中のエフェドリンの代表的な作用である気管支拡張作用によって，このような処方の効果を理解することができる．このように一部の生薬では，主な活性成分からその生薬あるいはこれを含む漢方薬の効果を理解できるものがある（表 3-5）．

一方，人参や柴胡の代表的な活性成分であるニンジンサポニンあるいはサイコサポニンのように，多面的な作用を有する場合には，理解できないものもある．なかには，同じ生薬中に相異なる作用をもつ成分が含まれていることもある．すなわち，服用する人の特性によって，現れる作用が異なる可能性があるのである．近代医薬品の作用方向がほぼ同一なのに対して，漢方薬ではしばしば相反する作用が生じ得ることを多成分系という点から理解できる．

処方レベルでの作用

漢方薬が普及した要因として，近代医学の立場からその臨床的な効果が認められたことも大きい．歴史的にみると，1980 年に，小柴胡湯が慢性肝炎に対して AST，ALT を低下させる作用を持つことが報告されたことがはじめであると思われる．その後，二重盲検法によって，慢性肝疾患における AST，ALT 悪化の抑制が小柴胡湯に確認され，肝硬変例における肝細胞癌発生抑制の効果が報告された[21]．その他，肝疾患以外にも，例えば，腎炎，ネフローゼ症候群に対して柴苓湯が有効であるとの報告がなされた．

最近では，漢方薬による認知症治療に注目が集まっている．釣藤散が脳血管性認知症の周辺症状を改善するとの報告，抑肝散が認知症の周辺症状（とくに易怒性）の改善に有効であること，八味地黄丸に認知機能改善のあることが知られるようになった[22]．

消化器の領域でも，六君子湯，大建中湯，茵陳蒿湯が注目される．六君子湯には，機能性胃腸症に対する効果が認められ，その作用機序として胃排出能の増加，胃適応性弛緩の改善などが想定されるようになっている[23]．さらに，胃食道逆流症に対しての効果が報告され，PPI 無効例に対して，また内視鏡陰性胃食道逆流症に対して有効であるとの報告がなされている．PPI 単独あ

表 3-5　生薬・漢方薬と現代薬理

主要活性成分が生薬の代表的作用を説明できる例	
麻黄	エフェドリン　→　気管支拡張作用，交感神経興奮作用
大黄	センノサイド　→　瀉下作用
甘草	グリチルリチン　→　肝保護作用
山梔子	ゲニポシド　→　胆汁分泌作用
茵陳蒿	スクレチン　→　胆汁分泌作用
処方の効果・作用機序（代表例）	
小柴胡湯	肝機能検査所見（AST，ALT）の改善，線維化マーカーの改善，肝細胞癌の発生抑制（ただし現在は肝硬変には禁忌）
柴苓湯	ネフローゼ症候群・慢性腎炎，副腎皮質ホルモン効果増強，線維化抑制作用
釣藤散	血管性認知症の周辺症状の改善
抑肝散	認知症患者の易怒性軽減
八味地黄丸	認知症患者の認知機能改善
大建中湯	腸管・肝血流増加作用，腸粘膜保護作用，腸内細菌異常繁殖抑制，アンモニア産生抑制，肝細胞保護作用，開復術後のイレウス予防・治療
茵陳蒿湯	利胆作用，肝細胞保護作用，線維化抑制作用
六君子湯	適応性弛緩改善，胃排出能促進作用，胃粘膜血流増加作用，胃粘膜分泌促進作用，抗うつ作用，グレリン分泌促進（食欲亢進），機能性胃腸症，内視鏡陰性胃逆流症（NERD）

るいは六君子湯単独では無効でも両者併用により有効な症例のあることがわかってきた[24]．

こうした知見は，一方では六君子湯のように漢方医学の古典における記載が，現在の科学によってその作用機序の理解が可能となり，いわば経験医学が近代医学の立場から実証される時代になっていることを実感する．他方，大建中湯のように，近代科学的検討から，古典の記載とは異なった作用を有することもわかるようになり，新たな処方運用の可能性が出ている．また，PPIと六君子湯の併用のように，近代医薬品と漢方薬の相互作用そして合理的な併用を考えるうえで示唆に富む報告がなされていることに注目したい．

2 漢方薬と剤型

今では用いられないものもあるが，古来漢方薬の剤型には種々の工夫がなされてきている．漢方薬といえば煎じ薬がその代表的な剤型であるが，散薬，丸薬，軟膏などもある．現在では，圧倒的に医療用漢方製剤，すなわちエキス剤が使用されている．これは，煎薬とほぼ同様のものと考えられる．この剤型は保存性，簡便性，持ち運びにおいてすぐれており，現在の生活にマッチしたものとなっている．各剤型とその特徴を表 3-6 に示す．

煎じ薬およびエキス剤は熱水抽出であり，熱に安定な水溶性成分を主として利用する．散薬は生薬を粉末にして組み合わせたもので，油性成分と揮発性成分両方を利用できる特徴がある．丸薬は蜜で丸めたもの，米のりで丸めたもので，いずれも徐放剤としての剤型と考えることができる．例えば，八味地黄丸，桂枝茯苓丸などはもともと丸剤であった．軟膏のなかで，健康保険で

表 3-6　剤型

内服薬	
煎薬	熱水抽出．熱に安定な水溶成分の利用．効果発現が最も迅速
散薬	油性成分あるいは熱に不安定な成分も利用
丸薬	散薬と似るが，持続的な効果を期待する場合 ・蜜丸→比較的速く溶解 ・糊丸→比較的遅く溶解
外用薬	
膏薬	紫雲膏，神仙太乙膏など

表 3-7　近代医薬品と漢方薬の主な相違点

	西洋薬	漢方薬
素材	合成品	天然産品
有効成分	既知成分 単一成分	未知成分も利用 複合成分
作用機序	解明済	未解明のものが多い
作用点	少数	多数
作用方向	一定方向	正常化への方向
使用方法	病名にしたがう 薬剤単位 西洋科学的理論	証にしたがう 処方単位 漢方医学的理論

使用できるのは紫雲膏だけである．薬局で入手可能な神仙太乙膏も，やけどや褥瘡の治療に用いても効果がある．

③ 漢方薬と近代医薬品の違い

● 近代医薬品と漢方薬の主な相違点

表 3-7 にそれぞれの特徴を示す．

● 複合成分系と単一成分系　―ドベネックの桶

近代医薬品のほとんどは単一成分といえる．たしかに作用機序や代謝動態の解明には好都合である．しかし，体によいかどうか，あるいは薬剤として本当によいかどうかは別問題である．

このことを理解するのに，農学の領域で有名な「ドベネックの桶」を紹介する（図 3-14）．桶をつくっている板の丈が一様ではないとすると，桶に液体を張れる量は一番丈の低い板の部分で決まる．窒素，リン酸，カリという三大肥料要素など既知成分のみならず，いくつかの未知成分も関与していると仮定する．既知成分の不足がみつかった場合，これを補えば桶に張れる水の量が増えるかというと，必ずしもそうではない．もし未知成分の関与があり，あるいはそれが既知成分とリンクして減っているとすると張れる水の量は増えない．食品のように未知成分を含むいくつかの成分の存在があってはじめて，問題としている成分が作用を発揮する場合があると考えられるのである．

漢方薬の作用を理解するにも同様のことが考えられる．漢方薬中のひとつの成分を取り出しても漢方薬そのものの効果とはいえないということになる．つまり未知成分を含む複合成分系ゆえに薬効が出ていると考えられるのではないかと思う．

4 漢方薬・生薬と有害事象，瞑眩

「漢方薬は天然産品であるから副作用がない」と思っている方は今では少ないと思われる．天然産品でも毒を持つ植物・動物・鉱物はあるし，アレルギーを引き起こすものも少なくない．食物として日常摂取する機会の多い蕎麦では，アナフィラキシーを起こし死にいたるケースもあることはよく知られている現象である．

服用後，体に変調をきたしたり，病気の悪化をみたりすること，つまり有害事象にも時に遭遇する．こうした有害事象は，以下の3つのケースがある．

①医学的にみて本来適応でない患者に投与した場合　→誤治（診断や治療の誤りによって生じた現象）

②漢方医学的にはとくに不適とは思われないが，現症状の増悪，他の症状の発現，あるいは検査所見の異常をみた場合　→副作用

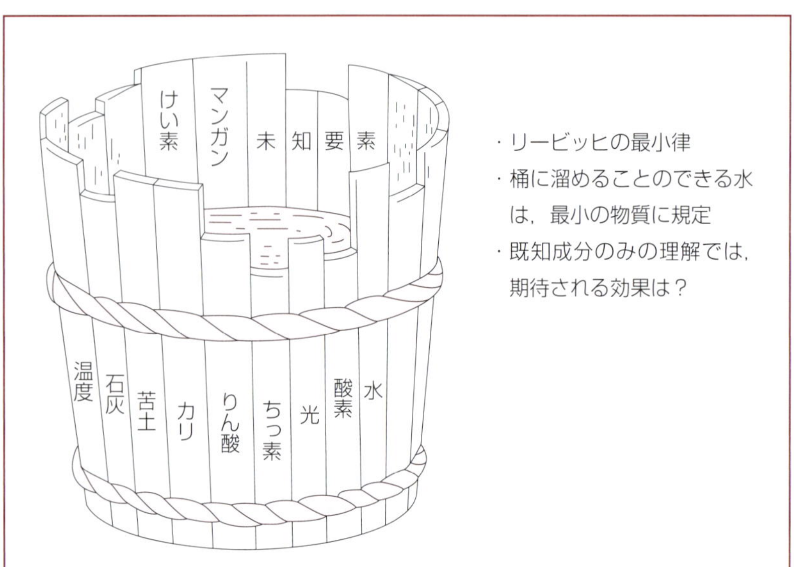

図 3-14　ドベネックの桶

③一過性の現症状の悪化，ないし他の予測できない症状発現をみた後，急速に改善する場合
→瞑眩（極めて稀な現象）

①は結果的に「証」の把握を間違えたことになる．②の副作用は，生薬の薬理学的作用から類推して理解できるものと，経験的に知られているものに分類できる．小柴胡湯による間質性肺炎が話題になった際，一部では病名にもとづいた投与，すなわち「証」を無視したため生じたとする議論があったが，これは誤りである．主にアレルギーによって起こると考えられている副作用は事前予測が不可能である．

5 服用の際の注意点

小　児

乳幼児に漢方薬を投与することも多い．投与量は，近代医学で行っている考え方に準拠することができ，Augsberger の式にもとづいて行っている（表 3-8）．ただし，実際には症状の程度により，多めの量を投与することも少なくない．

漢方専門施設の場合は別であるが，一般の施設では，両親が服用の必要性を理解していることがまず基本となる．小児の治療の際には，親（とくに母親）と同時に治療することも行われる．抑肝散は，原典に子母同服の指示がある処方のひとつである．

妊産婦

古来より，妊娠時には注意を要する生薬のあることがいわれている．大黄などの下剤，駆瘀血作用を有するもの（紅花，牛膝，桃仁，牡丹皮など）である．逆に，安産安胎薬として当帰芍薬散が知られている．

筆者の基本的考え方は，妊娠が判明した時点で漢方薬も中止してもらうことにしている．しかし，服用中止後症状のコントロールができずに，日常生活が妨げられる状況になった場合には，漢方薬の服用を行う．

授乳中の場合，母乳を通して薬物の移行が乳児にもみられ，乳児に薬物の作用が認められるといわれている．授乳中の母親に漢方薬を投与する際には，乳児の反応も聞く必要がある．逆に，母乳を通して乳児の治療を行う場合もある．

表 3-8　Augsberger の式を標準とした小児薬用量

新生児	0.5 年	1 年	3 年	7.5 年	12 年	成人
1/20～1/10	1/5	1/4	1/3	1/2	2/3	1

高齢者・虚弱者・薬に過敏な者

高齢者，虚弱者では，成人量より少ないほうがより効果的な場合も少なくない．薬がどうもきついと感じられる際には減量してみる．また，薬に非常に敏感な者が稀にあり，その際には3分の1ほどの量から開始するとよい．

その他，服用時に注意すること

温服と冷服

一般には空腹時の温服を原則とする．温服がとくに必要なのは，感冒治療などのように熱産生が必要な場合である．この際には，拇指頭大のひね生姜をおろしエキス剤に加え服用するとよいとされる．

ただし，次のような場合には冷服する．

・出血が強い場合
・妊娠あるいは他の原因で，嘔気嘔吐がひどい場合
・扁桃炎，咽頭炎の急性期あるいは急性増悪期
・便通をつけたいとき

湯に溶かして飲む

湯に溶かして飲むことで煎じ薬に近くなる．また，直接顆粒を口に入れて飲む際の微粉末吸入を避けることができる利点があると考えられる．溶かす湯量は100ccを目安にしてよい．

食前または食間でなくてはならないか

一般に，漢方薬は空腹時に飲むことになっている．しかし，近代医薬品の多くが食後服用のため，食前服用に慣れておらず，服用を忘れることも少なくない．実際には，食直前になっても，食後服用でも可としている．食後に近代医薬品を服用している場合には，両者の服用間隔を少なくとも30分以上あけるよう指示している．

6 服用後の経過観察

副作用の発現に注意

有害事象のところで述べたように，最近漢方薬によるいわゆる副作用が増えている．したがって，服用後に自覚症状など体調に何らかの変化が現れた場合は，副作用ではないかと疑ってみる必要がある．とくに，間質性肺炎や肝機能障害では，致死例が報告されており，早期に発見し，対策をとらなければならない．生薬レベルおよび処方レベルでの副作用を表3-9，10に示す．

表 3-9　生薬レベルの有害事象（副作用）

主要活性成分の作用から予測可能なもの		
甘草	（グリチルリチン）	低カリウム血症，ミオパチー，偽アルドステロン症
大黄	（アントラキノン類，センノサイドなど）	下痢
附子	（アコニチンなど）	中毒
芒硝	（硫酸ナトリウム）	下痢，浮腫
麻黄	（エフェドリン）	交感神経興奮作用
広防已		
関木通	（アリストロキア酸）	腎障害（腎不全），尿路系悪性腫瘍
青木香		
経験的に知られている，あるいは，いわれているもの		
桂皮，ごま油，人参		皮膚症状
紅花，牛膝，桃仁，牡丹皮，大黄，芒硝		妊婦への投与が望ましくないもの
山梔子，酸棗仁，地黄，石膏，川芎，当帰，薏苡仁		消化器症状

表 3-10　処方レベルでの有害事象（副作用）

◎日常よく遭遇する症状：一般的には軽微なもの

消化器症状	よくみられる症状（処方選択の誤りの場合も多い）
皮膚症状	しばしばみられる

◎稀な症状あるいは病気だが重篤な例が報告されているもの

間質性肺炎
温清飲，黄連解毒湯，乙字湯，荊芥連翹湯，五淋散，柴胡加竜骨牡蛎湯，柴胡桂枝乾姜湯，柴胡桂枝湯，柴朴湯，柴苓湯，三黄瀉心湯，三物黄芩湯，芍薬甘草湯，小柴胡湯，小青竜湯，潤腸湯，辛夷清肺湯，清心蓮子飲，清肺湯，大建中湯，大柴胡湯，二朮湯，麦門冬湯，半夏瀉心湯，防已黄耆湯，防風通聖散，補中益気湯
肝機能障害
茵陳蒿湯，温清飲，黄連解毒湯，乙字湯，葛根湯，加味逍遙散，荊芥連翹湯，桂枝茯苓丸，牛車腎気丸，柴胡加竜骨牡蛎湯，柴胡桂枝乾姜湯，柴胡桂枝湯，柴朴湯，柴苓湯（劇症肝炎含む），二朮湯，三物黄芩湯，芍薬甘草湯，小柴胡湯，小柴胡湯加桔梗石膏，小青竜湯，十全大補湯，潤腸湯，辛夷清肺湯，清上防風湯，清心蓮子飲，清肺湯，大建中湯，大柴胡湯，通導散，当帰芍薬散，麦門冬湯，八味地黄丸，半夏瀉心湯，白虎加人参湯，防已黄耆湯，防風通聖散，補中益気湯，女神散，人参養栄湯，抑肝散，六君子湯，竜胆瀉肝湯，麻黄附子細辛湯，麻黄湯
膀胱炎
小柴胡湯，柴胡桂枝湯，柴朴湯，柴苓湯
腸間膜静脈硬化症
山梔子含有処方……茵陳蒿湯，温清飲，黄連解毒湯，加味帰脾湯，加味逍遙散，荊芥連翹湯，五淋散，柴胡清肝湯，梔子柏皮湯，辛夷清肺湯，清上防風湯，清肺湯，防風通聖散，竜胆瀉肝湯
低カリウム血症，浮腫，血圧上昇，ミオパシー，偽アルドステロン症
甘草含有処方
横紋筋融解症
小柴胡湯，芍薬甘草湯
うっ血性心不全，心室細動，心室頻拍
芍薬甘草湯

間質性肺炎

服用後は，咳嗽，発熱，呼吸困難，この3つの症状の発現に注意する．疑わしい場合には，経皮的酸素飽和度をすぐに測り，胸部X線撮影などを行う．診断が確定したら，服用を中止し適切な処置をすぐさま行う．

肝機能障害

症状としては，かゆみと黄疸の出現が多いとされる．黄疸の場合，尿の色が濃くなるので，尿の色調が濃くなったかどうかを聴取する．しかし，無症状の例も多く，定期的な肝機能検査が欠かせない．

甘草含有の処方

また，日常使用する機会の多い漢方薬の約7割に甘草が含まれている．甘草は食品にも多く使用されているので，甘草を多く含む処方の使用中，あるいは複数の漢方薬を併用しているときには，甘草の摂取量が増えてしまう．このため，低カリウム血症，浮腫，体重増加，血圧上昇など，偽アルドステロン症を起こすことがある．最近，整形外科領域などで芍薬甘草湯が使われることが多くなっているが，1日通常量を長期に使用するケースは多くはない．甘草を含む処方を使用中は先の症状発現に注意し，こうした症状の発現がある場合には，甘草含有の処方を服用していないか聞いてみることが重要である．

長く飲まないと効果はない？

漢方薬は長く服用しないと効果が出ないと一般に考えられている．しかし，意外と早く効果が出ることも少なくない．漢方薬のバイブルとされる『傷寒論』は，本来急性熱性疾患の治療を論じたものであり，速やかな効果発現がなければ治療の意味をなさない．

漢方薬の評価が一般に先のようになったのは，医療の主役が近代医学となり，慢性のしかも難治性の疾患・病態を扱うことが多くなったことが原因であろう．こうした疾患は漢方治療でも難治な例が多く，しかも適切な治療薬にたどりつくまでの時間が長くなることを反映していることも一因と考えられる．筆者の印象では，適切な処方が選択された場合，検査所見の改善はともかく，症状の改善は2，3週間以内に認められることが多い．4週間投与しても改善に兆しが現れない場合には，処方の見直しをすることが多い．

7 海外製品の使用はないか？

海外に出かけた際，あるいはインターネットを通して外国製品の入手が容易になっている．しかし，各国の事情にもよるが，こうしたルートで入手した薬剤には注意を要する．

成分表示がすべて行われておらず，「…等」などと略していることがあり，記載されていない成分に危険性のある薬物の混在が否定できない．また，起源植物の違いにより，わが国の基準では使用できない生薬が他国では流通しているということもあるからである．とくに，広防已，関木通，青木香に含まれるアリストロキア酸は，腎障害を起こして腎不全にまで至り，また，尿路系の悪性腫瘍を引き起こすなどの副作用があるため注意が必要である．

なかには，漢字で書いてあるので，漢方薬と思い込んでしまうものもある．実際は，新薬であったり，新薬を混ぜたりしたものもある．以前，副腎皮質ホルモンを混ぜたリウマチ薬が報道された．また，経口糖尿病薬を配合した生薬製剤をみたことがある．外国で買い求めた製品については，よほど信用のある場合を除いて服用しないほうが賢明と思われる．

8 新たな病気に対する漢方薬を服用する際，これまでの薬をどうするか？

原則的には，古い病気の治療をひとまず休止し，新しい病気を先に治療する．感冒の薬を服用する際には，それまで服用していた薬をいったん休むことになる．

3 養生に関する知識と技術

1 歴史的背景　―古典の記載（『呂氏春秋』と『黄帝内経』上古天真論）

紀元前239年ころに書かれたとされる『呂氏春秋』に養生に関する記載があり，「長生きするために養生するのではなく，本来の生きかたをすることで，本来その人に備わっている寿命，天寿を全うすることができる」と述べられている．つまり，「養生は長生きするために行うのではない．自然の理を修め，本来の生活を行うことで，天寿を全うすることが可能となる．不摂生による早死にを防ぐのである」ということである．

『黄帝内経』素問上古天真論には，昔の人は天寿を全うすることができたが，昨今の人は50歳で死んでしまう理由が記載されている．ここでも，自然の摂理を学び実践することが天寿を全うする手段であることが説かれている．

以上の意味するところを考えてみると，個々人の天寿というのは決まっていて，養生することによって天寿が伸びるのではなく，不摂生による夭逝を避けられるだけのことなのである．すなわち，養生は，長生きのため，健康維持のためにといういわば功利的な目的ではなく，むしろ人としての生き方そのものを説いているようである．

2 『養生訓』における養生法

わが国では，養生に関して貝原益軒の『養生訓』[25] が有名である．本章では，この養生訓の立場を中心に養生の考え方を紹介してみたい．

貝原益軒は，1630年の生まれで84歳で亡くなっている．『養生訓』は83歳の作，すなわち，亡くなる前年に書かれたものである．益軒は元来病弱であったという．しかし，養生につとめたおかげで，83歳になっても，夜細かな字を読み書きし，歯は1本も抜けていないといっている．当時としてはかなりの長寿者で，養生の実践書としてみた場合，非常に説得力がある．

● 養生こそ第一

益軒は，「凡《およそ》薬と鍼灸を用るは，やむ事を得ざる下策なり」「やむ事を得ざるに非ずんば，鍼・灸・薬を用ゆべからず．只，保生の術を頼むべし」と鍼灸漢方薬を用いた治療ですら下策であり，養生を優先させるべきことを述べている．

「人の命は我にあり，天にあらず．と老子いへり」「身つよく長命に生れ付きたる人も，養生の術なければ早世す．虚弱にて短命なるべきと見ゆる人も，保養よくすれば命長し．是皆，人のしわざなれば，天にあらずといへり」と，実際の寿命は努力次第とも考えていて，先にあげた養生の考え方とは異なるように思える．しかし，天寿自体を我々は知りえず，結果的には養生が寿命を延ばすように見えるということであろう．

長寿の意義

彼はなぜ長寿が必要かを以下のように述べている．長寿の目的は「人生五十にいたらざれば，血気いまだ定まらず，知恵いまだ開けず．古今にうとくして，世変になれず．言あやまり多く，行い悔い多し．人生の理も楽しみもいまだしらず． …(略)… 長生すれば，楽《たのしみ》多く益《ますます》多し．日々にいまだ知らざる事をしり，月々にいまだ能《よく》せざる事をよくす．この故に学問の長進する事も，知識の明達なる事も，長生せざれば得がたし」としている．ここでは，50歳では，まだまだ気血が安定しない，知恵の開花も不十分であるという．そして，何よりも今まで知らなかったことを知ることができる，すなわち，学問的，知的発展をなしとげることができることこそ長寿の意味であることを説いている．

最近，生きがいを持つことがアルツハイマー病罹患の発症頻度を低下させるとの報告がなされている．こうした報告に接すると長寿の目的として，とくに知的発展をめざすことが重要なことを貝原益軒がすでに説いていることは注目される．

また，養生の目的として，「常の時よく気を養なわば，変にのぞんで勇あるべし」とも言っている．ある人が，養生を重んじる者は，いっちょう事があったときにも自分の命を優先して，大儀を行わないのではないかとの質問に対しての答えである．封建社会であったから止むを得ないが，現代風に解釈すれば，自分が窮地に陥ったときでも，日頃から養生しておけば耐えることができるという意味にとりたい．三井は適度なストレスを「エマージェンシー遺伝子の活性化」としている[26]が，益軒の考える養生の意義と一脈通じるところがあるといえる．

養生の実際

益軒の養生論の根本は，気を保つことにある．そのためには，

①気を減らさないこと
②気を養うこと
③気を巡らす

の3点に尽きる．

気を減らす要因として，外敵（外因），内なる欲（食・色・睡眠の3欲）に加え，おしゃべりをあげている．元気を養うものとしては食事，起居動作，労働を，気を巡らせるものとしては体を動かすこと，心を平静に保つこと，何事も中庸を保つことをあげている．これは，極端に一方向に走ることは，ストレスをかけることになるからであろう．

外敵からの守り方

自然に順応した生き方をすることであろう．季節ごとの特徴を考慮した生活態度である．夏には夏に合った，冬には冬に合った生活を心がけるのである．現代のように過度の暖房や冷房を入れることは，体の順応性を損なう行為といえる．

表 3-11　食物の五味

酸味	気が縮まる
苦味	胃腸の生気を損ず
甘味	腹はりいたむ
辛味	気上りて気へり，瘡を生じ，眼あしし
鹹味	血かはき，のんどかはき，湯水多くのめば湿を生じ，胃腸をやぶる

内なる欲を抑える

3大欲といわれる食・色・睡眠に対する欲をコントロールすることを説く．これらは生理的な欲求でもあるが，時に過度になることがしばしば問題となる．これらの欲望の他に，種々の欲望もほどほどにすることが求められている．

● 食のコントロール

腹八分七分：動物実験では，自由に摂取させたときの7割ほどの食事量を与えると寿命が延長することが言われている．これまでの生物の歴史を振り返ると理解できることであるが，動物はつねに飢えとの戦いであったといってよい．飢餓に強くないと種の保存ができないので，満腹より飢餓向きの代謝状態が本来の姿であると考えられる．

バランスのよい食事を：「五味偏勝とは一味を多く食過すを云う．　…(略)…　五味をそなへて，少しづつ食へば病生ぜず．諸肉も諸菜も同じ物をつづけて食すれば，滞りて害あり」(表3-11)

食事の注意：「夕食は朝食より滞やすく消化しがたし．晩食は少きがよし．かろく淡き物をくらふべし．晩食に飦《さい》の数多きは宜しからず．飦多く食ふべからず．魚鳥などの味の濃く，あぶら有て重き物，夕食にあしし．菜類も薯蕷《やまのいも》，胡蘿蔔《にんじん》，菘菘《うきな》，芋根《いも》，慈姑《くわい》などの如き，滞りやすく，気をふさぐ物，晩食に多く食ふべからず．食はざるは尤よし」

● 性欲のコントロール

この欲も時にコントロールが困難になる．彼は「血気さかんなるにまかせ，色慾をほしいままにすれば，必（ず）先，礼法をそむき，法外を行い，恥辱を取て，面目をうしなふ事あり」と，道徳的に，法律的に反社会的な行為を犯すことを戒めている．

「年若き時より，男女の欲ふかくして，精気を多くへらしたる人は生付きさかんなれ共，下部の元気すくなくなり，五臓の根本よはくして，必（ず）短命なり．つつしむべし．飲食・男女は人の大欲なり．恣になりやすき故，此二事，尤かたく慎むべし．是をつつしまざれば，脾胃の真気へりて，薬補・食補のしるしなし．老人はことに脾胃の真気を保養すべし．補薬のちからをたのむべからず」と述べ，性欲・食欲のコントロールができない場合，内臓機能を弱め，短命になるとしている．こうなっては，薬や食事で機能回復をはかることはできない．とくに高齢者では節制に努め，胃腸の機能を保つべきでこれを補う作用のある薬に頼るのは避けるべきであると述べている．

● 無駄な眠りをしない

「只睡の慾をこらえて，いぬる事をすくなくするが養生の道なる事は人しらず．ねぶりをすくなくすれば，無病になるは，元気めぐりやすきが故也．ねぶり多ければ，元気めぐらずして病となる．夜ふけて臥しねぶるはよし．昼いぬるは尤害あり．宵にはやくいぬれば，食気とどこほりて害あり．ことに朝夕飲食のいまだ消化せず，其気いまだめぐらざるに，早くいぬれば，飲食とどこほりて，元気をそこなふ」

この言葉に関しては反論もあるかもしれない．ただし，眠れないことを過度に不安に覚える人には参考になるかもしれない．

無駄口をたたかない

「言語をつつしみて，無用の言をはぶき，言をすくなくすべし．多く言語すれば，必（ず）気へりて又気のぼる．甚（だ）元気をそこなふ．言語をつつしむも，亦徳をやしなひ，身をやしなふ道なり」「心をしづかにしてさはがしくせず，ゆるやかにしてせまらず，気を和にしてあらくせず，言をすくなくして声を高くせず，高くわらはず，つねに心をよろこばしめて，みだりにいからず，悲をすくなくし，かへらざる事をくやまず，過《あやまち》あらば，一たびはわが身をせめて二度（と）悔ず，只天命をやすんじてうれへず，是心気をやしなふ道なり．養生の士，かくのごとくなるべし」とある．

確かに話しているうちに興奮してきたり，人の悪口が過ぎると心が穏やかでなくなったりする．

心を平穏に

「七情は喜・怒・哀・楽・愛・悪・慾也．医家にては喜・怒・憂・思・悲・恐・驚と云．又六慾あり．耳・目・口・鼻・身・意の慾也．七情の内，怒と慾との二，尤徳をやぶり，生をそこなふ．忿《いかり》を懲し，慾を塞ぐは易の戒なり．忿は陽に属す．火のもゆるが如し．人の心を乱し，元気をそこなふは忿なり．おさえて忍ぶべし．慾は陰に属す．水の深きが如し．人の心をおぼらし，元気をへらすは慾也．思いてふさぐべし」

ほどほどに済ます

「凡（て）の事，十分によからんことを求むれば，わが心のわづらひとなりて楽《たのしみ》なし．禍も是よりおこる．又，人の我に十分によからん事を求めて，人のたらざるをいかりとがむれば，心のわづらひとなる．又，日用の飲食・衣服・器物・家居・草木の品々も，皆美をこのむべからず．いささかよければ事たりぬ．十分によからん事を好むべからず．是皆わが気を養ふ工夫なり」

ひとつのことを長く行わない

「久しく行き，久しく坐し，久しく立，久しく臥し，久しく語るべからず．是（れ）労動ひさしければ気へる．又安逸ひさしければ気ふさがる．気へるとふさがるとは，ともに身の害となる」

3 現代における養生の意味

現代の健康法と養生

成人病が生活習慣病と名称変更されたように，病気の発生に個人の生活習慣が大きく関与し，また生活習慣を変更することが，病気の治療にも健康維持や長寿にも重要であることが認識されつつある．生活習慣を変更することは，いわば養生ということができるかもしれない．

しかし，現在の健康・長寿法のなかには，ある特定の成分を摂取することで達成しようとするものも少なくない．筆者が実際経験したケースであるが，他人のすすめにしたがって，10種類を超す健康補助食品を摂取した者がいる．仮にひとつひとつは期待される効果をあげられたとしても，複数を摂取したときにそれぞれ期待される効果が得られるかどうかには注意しておかなければならない．また，食物全体として摂取したときと，食物から抽出した成分を摂取したときでは，作用が異なることがある．

一例を紹介する．大友は2編の論文を紹介し[27]，いずれも食事中のビタミンE摂取量の多い者がアルツハイマー病の発病率が低く，サプリメントとして摂取したビタミンEとは関連がないとしている．そして「これらは，自然の食物中の成分が，単体として抽出された不自然の補助物とは異なる働きがあることを示唆しています．」と述べ，食品として取ることを勧めている．すなわち，後述する「一物全体食」の考え方である．これはひとつひとつの成分に分解して考えてはいけないことを示唆している実例であろう．

近代医学の立場から，個々の栄養素の役割についてある程度わかっていても，多数の成分間の相互作用についてはいまだ十分解明されていないことに留意する必要がある．

発想の転換

『黄帝内経』には，人のライフサイクルが以下のように記載されている．

素問・上古天真論では，女性は7歳ごとの，男性は8歳ごとのサイクルで成長老化が記載されている．これはおもに生殖に関する視点が強く出ている．

一方，霊枢・天年篇では，成長老化，運動能力および五臓の機能を10歳ごとに区切ってみている．五臓の機能は，50歳で肝から衰えが始まり，心，脾，肺，腎と順に衰え，100歳をもって死亡するとしている．

いずれにせよ人の命には限りがある．いつまでも若くありたいとの願いは自然であるかもしれないが，老化そして死を免れることはできない．加齢を受け入れながら生きていくという姿勢が求められているように思える．現状をみるとこの加齢を受け入れるのではなく，いわば加齢を逆戻りさせる，若返りが大きな関心を呼んでおり，アンチエイジングの主流になっているように思える．三井は以下のように述べている[26]．加齢に伴いホルモンなど体内成分減少が認められる，その意味について，

・体内環境の変化に応じたものではないのか？

・必要でなくなったせいで減少したのではないか？

との問いを発し，「補う必要がはたしてあるのか？」「必要以上に補うとかえって有害ではないか？」との疑問を呈している．

とくにホルモンの使用に関しては注意すべきことを強調している．個々人の最適値は不明であること，実際アンチエイジングで使用されている成長ホルモン，性ホルモン，メラトニンなどをあげ，その危険性（発がんの増加など）と外部からの補充による自前の産生抑制の可能性に言及している（表3-12，表3-13）．

これらの観点からすると，加齢に伴って減少する体内成分があるから即補充すると考えること

表 3-12　代表的なホルモンとその副作用

成長ホルモン	
各種腫瘍の増大，糖尿病の悪化 （マウスの寿命コンテスト→成長ホルモンの受容体遺伝子をノックアウトしたマウスが現在最高齢）	
性ホルモン	
エストロジェン	乳がんの発症率を上昇，血栓症の増加
テストステロン	前立腺がんの発症率を増大

（三井洋司：不老不死のサイエンス．新潮社，2006．[26] から作成）

表 3-13　ホルモン使用の問題点

① 本人にとって，最適な値はわからない．
② 生殖活動が必要なくなり生体の仕組み全体が変わってきているときに， 性ホルモンを単独投与してどうなるのか
③ 外から補充すると体内で自ら作らなくなるのでは　→体内産生を高める必要性
（例）：メラトニン：昼間に太陽にあたる→脳内分泌の極端な低下→反動で睡眠時に大量に分泌

（三井洋司：不老不死のサイエンス．新潮社，2006．[26] から作成）

表 3-14　養生のすすめ

食事の量と質	低カロリー（腹八分） 極端なやせも悪い（生殖機能を十分維持する範囲）
サプリは不要	偏食せず元気なら不要 抗酸化物質（赤ワイン 1 杯）
適度な運動	朝食前の運動
睡　眠	朝起きた時の充足度で判断．昼間の充実した活動
適度なストレス	エマージェンシー対処遺伝子の発動

（三井洋司：不老不死のサイエンス．新潮社，2006．[26] から作成）

がいかに問題のあることであるかが理解できる．また，巷で宣伝されているサプリメントもよく吟味したうえで摂取するかどうかを考えていくべきであろう．むしろ三井が指摘するごとく日常生活のなかにこそ養生があると考えるほうがよいのであろう（表 3-14）．

4 東洋医学からの養生のすすめ　—食養生

ここでは，食養生について概説する．

漢方医学では，生薬だけでなく食物も種々の作用を有すると考えている．ただし，生薬とは異なり食物ではその作用は弱く，また食物の加工の方法により変化することがあること，個々の食物の漢方医学的作用は，立場によって必ずしも同じ認識ではなく，今後検討すべき問題を含んでいることには留意しておかなくてはならない．

このような考え方の根底にあるのは，①健康を維持し病気にならないようにするために，日常生活を見直すことの重要性を教えている，②そのためには，あくまでもその個人のなかでの調和，中庸を追求すべきことを教えている，という2点であろう．

「食いたい物を少し，食いたくない物はたべない」（貝原益軒）

嫌いな物を無理に食べることはそれ自体ストレスになるともいえる．しかしこれも程度問題であろう．

身土不二《しんどふじ》

季節のものを，地元でとれたものを，新鮮なうちに食べる．例えば，夏は冷やす作用のある苦瓜などの苦いものや，スイカなどの水分の多いものを食べる．冬にはこれらを避ける．

一物全体食

食物をまるごと食べる．皮のついた果物，玄米，小魚などは，バランスのとれた食材であるといえる．

体質に合った食材を活用する

食物の持つ性質についての詳細は他書を参照してほしいが，以下に概略を紹介する．

気血水理論の応用

気血水の異常がみられる場合に用いる食物を表 3-15 にあげる．

表 3-15　気血水の異常に作用する食物

気逆体質の人	にら，にんじん，大根，にしん，すだち
気うつ体質の人	にら，みつば，たけのこ，ピーマン，みそ，紫蘇，菊花
気虚体質の人	こめ，小麦，そば，大豆，やまのいも，かぼちゃ，しいたけ
瘀血体質の人	サフラン，べにばな，にら，たまねぎ，なす，鮭，みょうが
血虚体質の人	ほうれん草，まぐろ，さば，かつお，しじみなど
水毒体質の人	すいか，はくさい，とうふ，あずき

表 3-16　味（五味），色（五色）と食物の作用

酸・青—肝	
酸で青（緑）	青梅
酸	トマト，アボカド，ライチ，グレープフルーツ，すもも，プルーン，もも，りんご，ゆず，チーズ，酢，いちご，桑の実，
青（緑）	ピーマン
苦・赤—心	
苦で赤	紅茶，緑茶
苦	カカオ，にがうり，ふき，ユリ根，らっきょう，あけび，たらのめ
赤	豚の心臓，小豆
甘・黄—脾	
甘で黄	玄米，きび，あわ，穀芽，さつまいも，ゆば，かぼちゃ
甘	白米，すいか，みかん，りんご，あじ，あゆ，うなぎ，いわし，おこぜ，かつお，くろだい，さわら，ひらめ，したびらめ，たい，にしん，まぐろ，ます，牛肉，豚肉，卵黄
辛・白—肺	
辛で白	エシャロット，かぶら，ごぼう，だいこん，たまねぎ，にんにく，ねぎ
辛	香菜（シャンツァー），シソ，しゅんぎく，パセリ，わさび
白	エリンギ，しろきくらげ，卵白
鹹・黒—腎	
鹹で黒	のり，わかめ，こんぶなど
鹹	いか，あわび，あさり，うに，えび，貝柱，かに，くらげ，しじみ，たこ，塩
黒	くろきくらげ，黒大豆，黒ゴマ，黒米など

（日本中医食養学会編纂：現代の食卓に生かす「食物性味表」．燎原，2009．[28] を参考に作成）

陰陽理論の応用

陰性体質（冷えのある，冷え症）の人は温める食材（ねぎ，しょうが，山椒，にんにく，とうがらしなど）．陽性体質（熱がある，暑がり）の人は冷やす食材（にがうり，きゅうりなど）でも可．

五行理論の応用

五行理論には，味（五味），色（五色）が，食物の作用と関連するという考え方がある．それぞれの味，色の食物を適量摂取するときには，関連する臓の作用を強めるが，過剰に摂取するとその臓を傷害すると考える．ここにも調和ないしは中庸の考え方が出ている．韓国ドラマ『チャングムの誓い』をご覧になった方はお気づきかもしれないが，料理の色彩が鮮やかで，しかも種々の色あいを持っていた．ここにも五色の食物をバランスよくとるという考えが出ていると思われる．

五臓と食物の関係では，ひとつの食物がひとつの臓に対応するわけではなく，複数の臓に関連している場合が多い．色彩についてもそれ単独で論じることは難しい．ここで注意すべきことは，多くの食材をバランスよく，また適量を摂取するということであろう．固定的，観念的に考えることはむしろ避けたほうがよいと考えている．表 3-16 に代表的な食材を紹介する．

5 養生に関するまとめ

漢方医学における養生とは，長寿を目的とするものではなく，人が本来行うべき道のことである．必ずしもすべての人に同じではないが，養生によって，その人が本来持っている寿命（天命）を全うできると考える．養生の基本は，調和，中庸を求めることであり，これを生活全般に取り入れることである．食生活では，本章で紹介した漢方医学の理論にもとづく食物の作用をうまく取り入れながら食の重要性を再認識し，食物を単なるエネルギー源としてだけ考えるのではなく，生産者など人との関わりを考えること，自然との調和を取ることを意識して，食生活をとらえ直すことが必要であろう．

IV 看護への活用の実際

1 看護師ができるベッドサイドケア　—ツボ押し

1 症状緩和の方法としてのツボ押し

まず，これまで学んできた東洋医学の知識のうち，ベッドサイドケアに役立つツボ押しに関する知識を整理しておく．

東洋医学には，病態把握の方法のひとつとして,「気（生命エネルギー）・血（血液などの体液）・水（体の水分）」の概念に基づくアプローチ方法があり，気血水のいずれかが不足したり，流れが滞ったりすると，心身に不調をきたすというメカニズムがあることを学んだ．その気・血の通り道である経絡の上には361の経穴（ツボ）があり，これらはWHOより公認されている．ツボを押すと，その経絡と関係のある部位に刺激が伝わり，滞っていた気・血の流れがスムーズになることで，新陳代謝や免疫力，自然治癒力も高まり，不調が改善されるといわれている．

本節では，臨床で看護師が日々直面している患者さんの代表的な症状を緩和する方法としてツボを押す方法を紹介する．

● 症状緩和のためのおもなツボ

患者さんの訴える症状と，その緩和に効果があるといわれている，12の代表的なツボを表4-1に示す．これらに手足のツボが圧倒的に多いのは，療養中の患者さんご自身の手で押しやすいところにあるもの，あるいは，ご家族がツボを押す際に，比較的容易に見つけやすく押しやすい場所であることを重視して選んだからである．

次に，これら12カ所の各ツボの特徴と探し方を紹介する．

表 4-1　症状緩和に効果のあるツボ

症状	ツボ
頭痛	①百会，②曲池，⑥合谷，⑧照海，⑨失眠
腰痛	②曲池，⑧照海，⑪関元，⑫腎愈
こむら返り	⑦足三里，⑩湧泉
肩凝り	②曲池，③手三里，⑥合谷，⑦足三里
食欲不振	④内関，⑦足三里
悪心・嘔吐	④内関
便秘	⑤神門，⑥合谷，⑪関元
下痢	②曲池，⑦足三里
しゃっくり	④内関
だるさ	⑫腎愈，⑦足三里，⑩湧泉
冷え	⑧照海
むくみ	⑦足三里，⑧照海
不眠	①百会，⑤神門，⑦足三里，⑨失眠
不安	①百会，⑤神門

① 百《ひゃく》 会《え》

「百が会う」という名の通り，気・血の通り道である経絡は，百会の所で数多く交じり合って，身体全体のバランスを調整している．さまざまなストレスにさらされて，あらゆることに身構えたり，敏感になりすぎたりしているときに，それ以上ストレスで打ちひしがれるのを防ぐ．

緩和する症状：
何らかの理由で全身のバランスがうまく保たれなくなって生じる，頭痛，不眠，不安，イライラ，めまい，冷え・のぼせなど

探し方：
頭のちょうどてっぺんのくぼみがツボ．両耳に親指を入れたまま，両手で頭を抱えるようにする．中指の先が合わさったところにある．

押し方：
まっすぐ体の芯に抜けるような感じで押す．

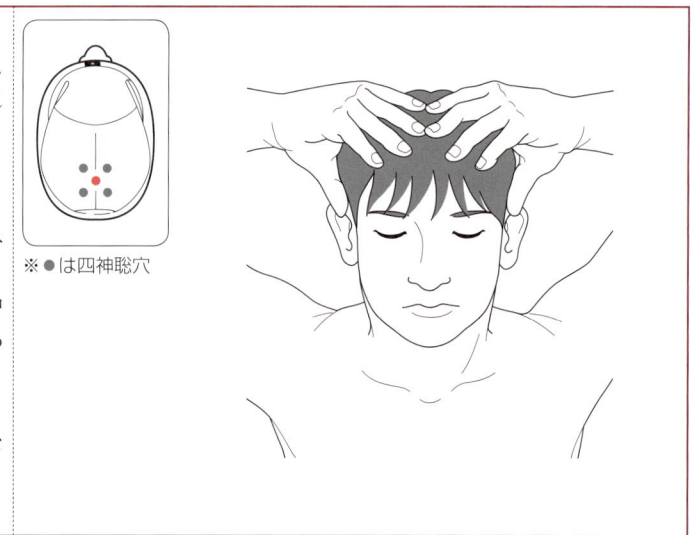

※●は四神聡穴

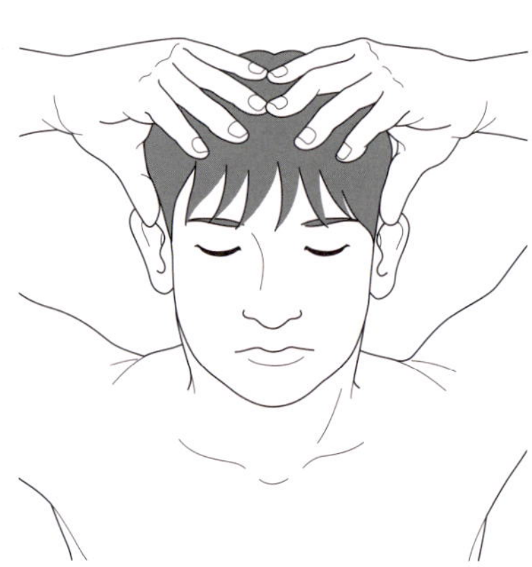

② 曲《きょく》 池《ち》

関節周囲には重要なツボが多く存在する．曲池もそのひとつで，さまざまな症状に効果がある．

緩和する症状：
眼精疲労，頭痛，口内炎，下痢，肩凝りなど．自律神経を整え，胃腸の働きを活発にする．

探し方：
肘を曲げたときにできるシワの親指側の端にある．

押し方：
腕を抱え，反対側の手の親指で押したり離したりする．

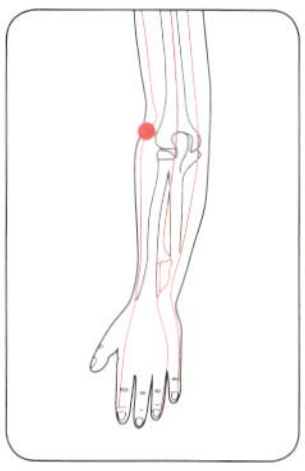

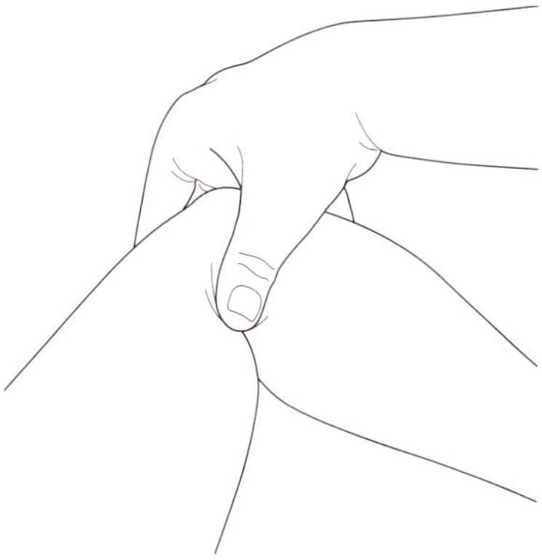

③ 手三里《てさんり》

いつでもどこでも手軽に指圧できるツボで，上半身の不快な症状に効果があるといわれている．

緩和する症状：
胃腸の不快感，首・肩凝り，腰痛，歯痛など

探し方（右上の図参照）**：**
曲池から指3本分（2寸）だけ指先側にある．

押し方：
反対側の手の親指か指2・3本で腕の筋肉の流れに沿って直角に押す．

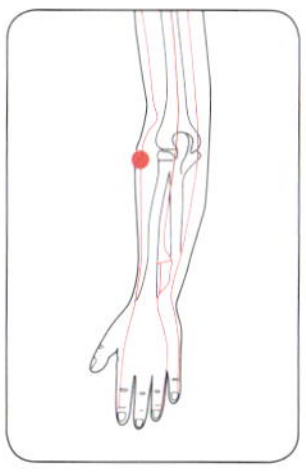

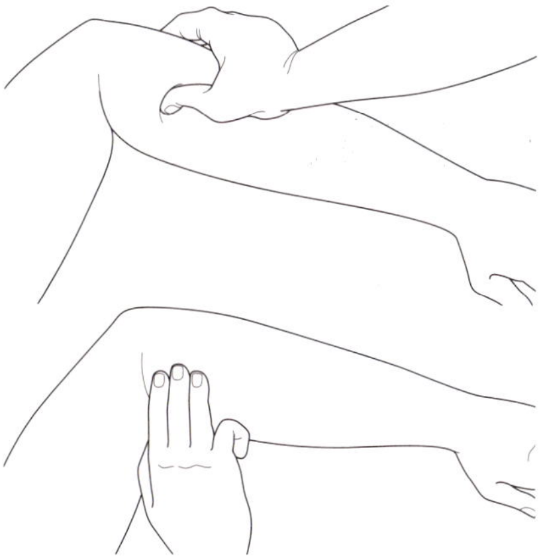

④ 内《ない》関《かん》

胸もとあたりに集まってきた気が円滑に動かないと，身体を丈夫にするための働きが乱れる．内関は，思い悩んだり，イライラしたりして気がうまく流れないときにその実力を発揮する．

緩和する症状：

悪心・嘔吐，食欲不振，喉が詰まった感じ，しゃっくりなど

のど元から胸や腹にかけての広範囲の苦痛に対応できる．

探し方：

手のひらを上に向けて，手首を軽く曲げると，手首に横シワができる．そのシワのほぼ中央に，縦に２本の筋が浮き上がってくる．横シワから指３本分だけ肘側で，２本の筋の真ん中がツボである．

押し方：

手首側や肘側へ上下に動かすようにして押す．

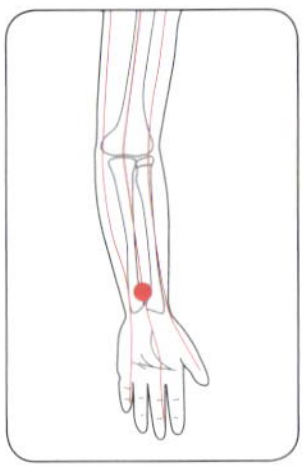

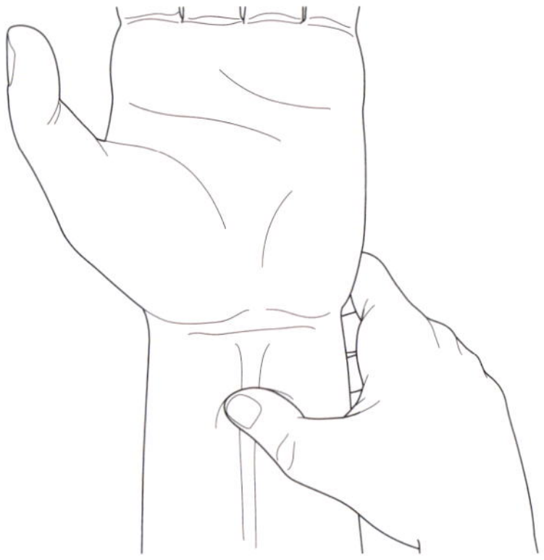

⑤ 神《しん》門《もん》

東洋医学でいう心《しん》は，心臓のほかに神（精神活動，思考や意識）をつかさどっており，その神が神門から出入りしていると考えられている．したがって，精神・思考・意識に円滑さを欠いているようなとき（憂うつになって気が滅入っているなど）に活躍するツボである．

緩和する症状：

不安，不眠，イライラ，便秘など．心理・精神的な問題に伴う不調に効果的である．

探し方：

手のひらを上に向けて，手首を軽く曲げると，手首に横シワができる．そのシワを小指側へなぞって，小さな骨に当たる前のくぼみがツボである．

押し方：

反対側の親指を立てて，くぼみに入れて，ギュッと押しながら左右に動かす．

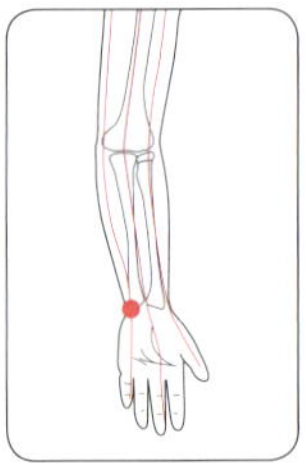

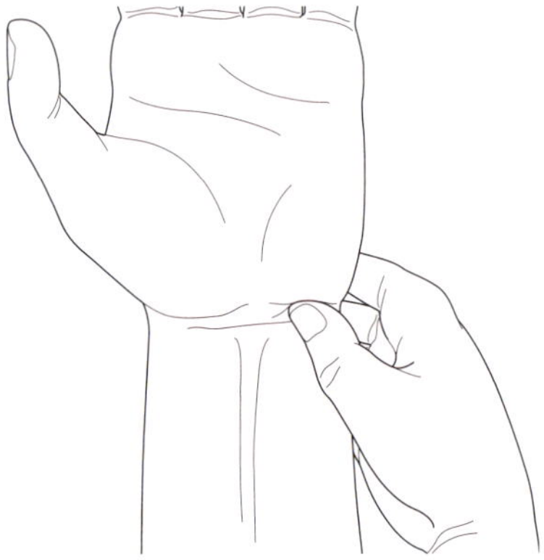

⑥ 合《ごう》 谷《こく》

手の親指の付け根にあるツボで，尾根と尾根がせめぎ合ってできた峡谷に見立ててこの名前がついたといわれている．押しやすい手の甲にある万能ツボです．さまざまな痛みや腫れ，ストレスにも効く．身体の表面の苦痛のほとんどに活躍するツボである．

緩和する症状：
歯痛，首より上の術後の痛み，便秘，頭痛，冷えなど

探し方：
手の甲側の親指と人差し指の股の間を探して，くぼみがあるところがツボである．

押し方：
押したい側の手を支えながら，親指を垂直に立て小指方向にギュッと強く押したり離したりする．あるいは，押しながら手を握ったり開いたりする．

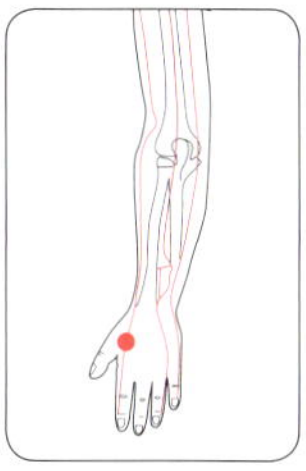

※ 妊娠初期には流産することもあるので，強い刺激は避ける．

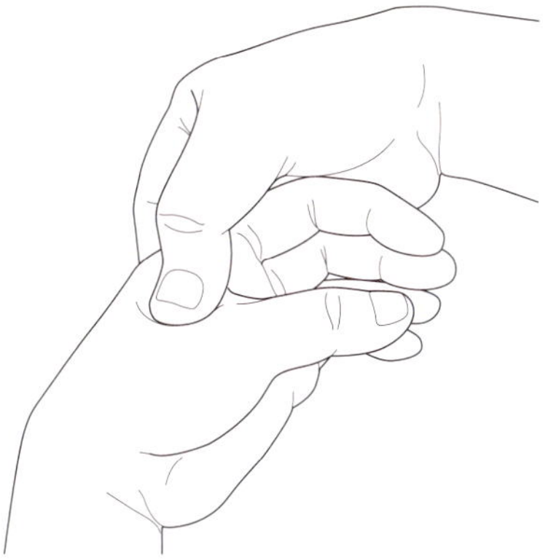

⑦ 足三里《あしさんり》

東洋医学では，病気になる前に治すこと，つまり未病を治すことが極意のひとつと考えられている．その意味で，足三里は最も重要なツボとなる．足三里は胃腸の機能を高めるツボで，病気の予防や健康維持に役立てることができる．

古くから万病に効くツボ，健脚のツボといわれている．松尾芭蕉の「おくのほそ道」にも「三里の灸」という言葉が出てくる通り，足三里にお灸をすえながら全国を行脚したといわれている．

緩和する症状：
食欲不振，胃痛・腹痛，下痢，不眠，だるさ，虚弱体質の改善，自然治癒力の強化，病後の体力回復など

探し方（左下の図参照）**：**
膝のお皿を親指と人差し指で包んで，中指を真っ直ぐ下ろし，指先の当たるところがツボである．

押し方：
脛を後ろから持つようにして，足先のほうへ向かって親指で押す．

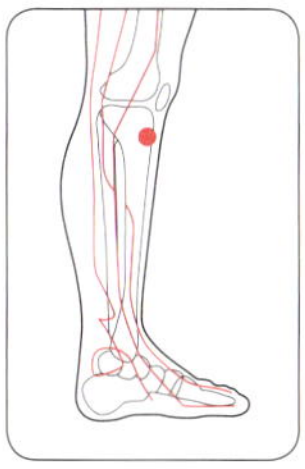

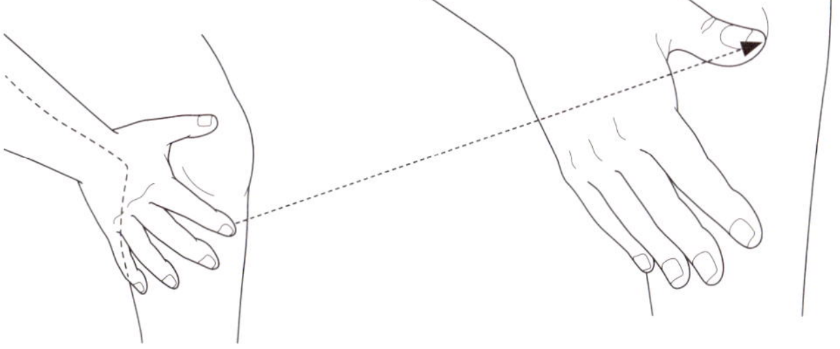

⑧ 照《しょう》 海《かい》

生命力が海のように豊富な場所で，それが太陽のように全身を照らすところというのが名前の由来．腎臓の働き，生命力，元気をつかさどるツボである．

緩和する症状：
頭痛，喉の痛み，腰痛，足の冷え，むくみ，めまい，耳鳴りなど．老化防止にも効果的である．
探し方：
足首の内側のくるぶしの頂点から真下に，指2本分だけ下がったところのくぼみがツボである．
押し方：
親指でツボを押さえたままで，足底が見えるように内側にひねるように足首を曲げたり伸ばしたりを繰り返すと押しやすい．

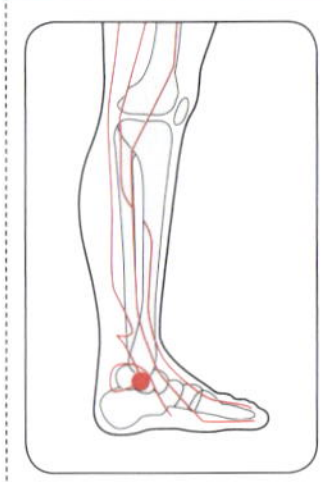

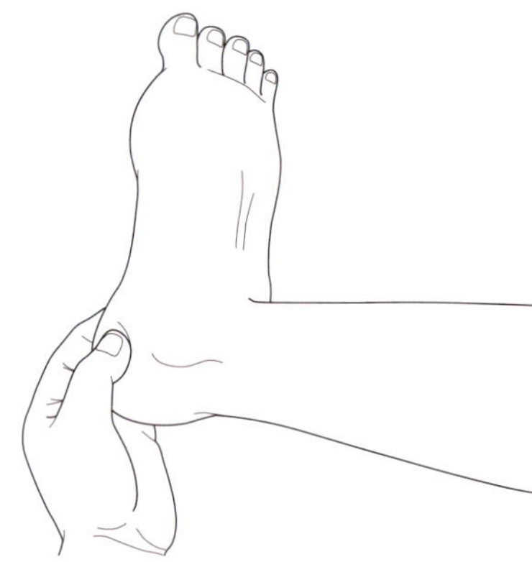

⑨ 失《しつ》 眠《みん》

経絡上にあるツボではないが，名前の通り不眠によく効くツボである．他にも，足の裏にはたくさんのツボがある．心地よいと思うところを見つけるとよい．

緩和する症状：
寝つきが悪い，すぐ目が覚める，頭痛，膝の痛み，足の疲れ，かかとの痛みなど．慢性的な不眠に効果的である．
探し方：
かかとのふくらみのちょうど真ん中がツボである．
押し方：
足を組んで，両手の親指で押したり，ボールペンの頭で押したりしても効果的である．

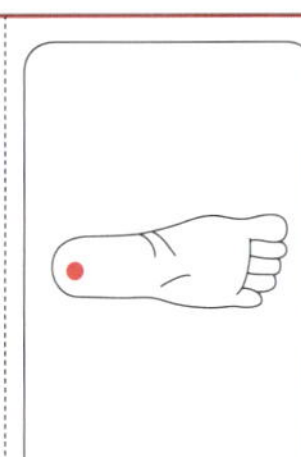

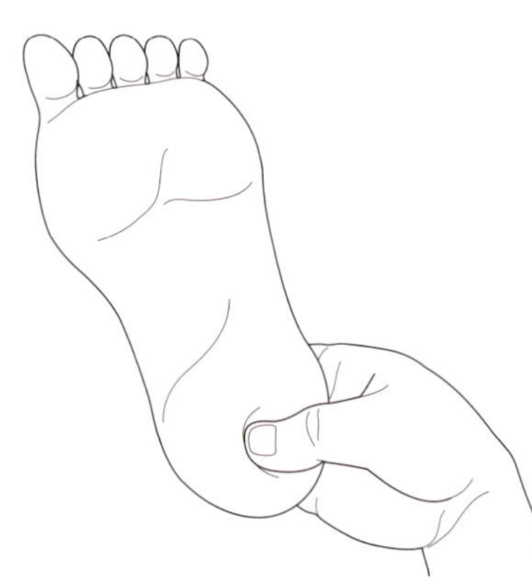

⑩ 湧《ゆう》 泉《せん》

数ある足のツボのなかでも最も重要な場所であるといわれている．エネルギーが湧き出る命の源というのが名前の由来である．

緩和する症状：
冷え，のぼせ，むくみ，不眠，こむら返り，体力増進など
探し方：
5本の足の指を内側に曲げたときに現れるくぼみがツボである(への字にくぼんだところ)．
押し方：
親指を垂直に立てて，揉みほぐすように押すと効果的である．

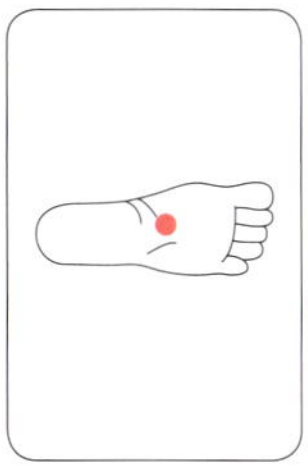
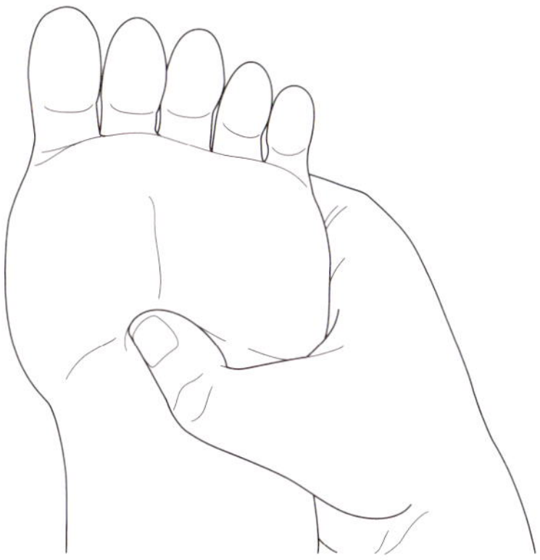

⑪ 関《かん》 元《げん》

関元は“元”つまり元気・生命エネルギーを溜め込み，保持するところである．おもにへそから下の足の指先に至るまでの不調を管理する．

緩和する症状：
腰痛，腰から足にかけての痺れ，下腹部の痛み，便秘，尿漏れなど
探し方：
へそから指4本分くらい下にある．押して強く感じるところを探す．
押し方：
中指の腹で，円を描くように押し回す．強く押し続けるのではなく，軽くへこむ程度にリズミカルに押したり離したりを繰り返す．

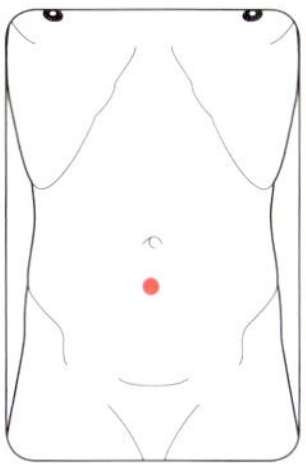
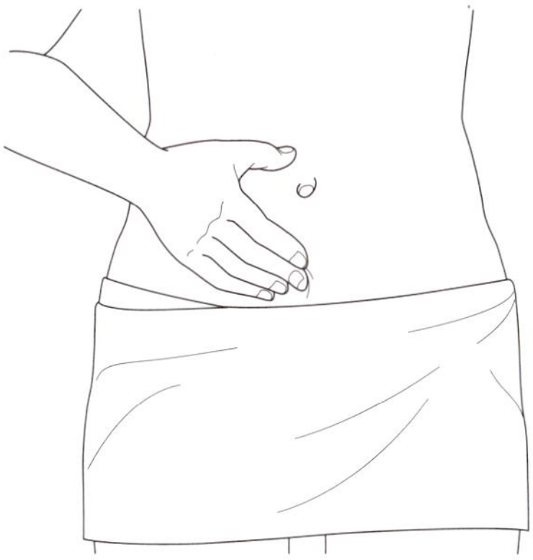

⑫ 腎《じん》兪《ゆ》

元気を補うのに大切なところと考えられているツボである．腎は，腎臓や副腎の働きを指すが，古来より生まれつきの生命力や元気の出所とされている．むくみなどの全身の水分を調整しながら，生命活動に必要な元気を蓄える働きを担う．

緩和する症状：

だるさ，疲れやすい，むくみ，腰痛など．全身の水分調整を統括し，生命活動に必要な元気を蓄える効果がある．

探し方：

ベルトの高さで，親指側が背中側にくるように手を腰骨にかける．親指を背中の正中線から指2本分だけ脇寄りに当てたところがツボである．

押し方：

親指をツボに当てて，押しながら体を後ろに反らす．

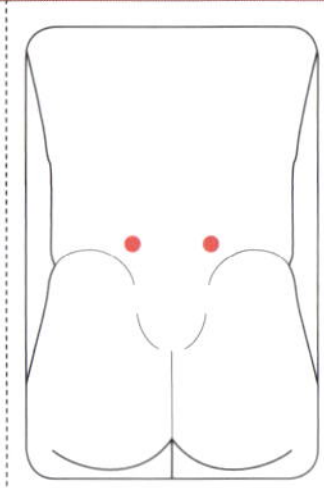

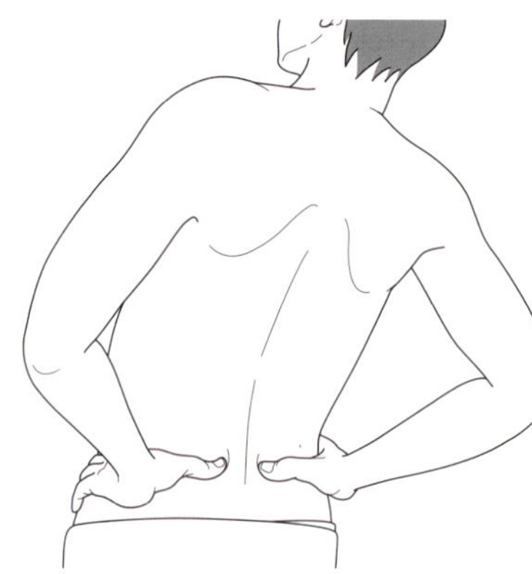

② ツボを押す際のポイント

ツボを押す前に

まず手のひらをこすり合わせ温める．こうすることで，手に気が集まり，いっそうの効果が期待できる．ちなみに東洋医学では，36 回こすり合わせることを理想としている．

ツボを探すときには，自身の指（同身寸，図 4-1）を使ってツボの位置を探すと，自身の身体の大きさにあった適切な位置となる．

ツボ押しのコツ

①指圧時間：1 カ所につき 1 ～ 3 分が目安（毎日，数回しても大丈夫）
②八分の力で押す
③押して気持ちよいのが一番（強すぎず，弱すぎず，気持ちがよい程度に）
④押したり離したり，リズミカルに押したりする（ゆっくり 2 ～ 3 秒かけて強さを増しながら押し，そのままの強さで 3 秒くらい圧迫を続け，それから 2 ～ 3 秒かけて徐々に力を抜く．それを同じツボに 4 ～ 5 回繰り返す）．
⑤一番よいタイミングはお風呂あがり

注意すること

・ツボの位置は自分の感じ方で見つける．
・少々ツボのポイントから離れていても，押してみて気持ちのよいところを選んで押すのがよい．
・欲張って押しすぎない（1 回で治そうなどと思わないで，初日は控えめに物足りないくらいで止めるようにする．そして，翌日になって問題がなければ，昨日と同じか少々多めに強めに押すとよい．強く押しすぎたり，長時間押しすぎたりすると，翌日に揉み返しやあざができるこ

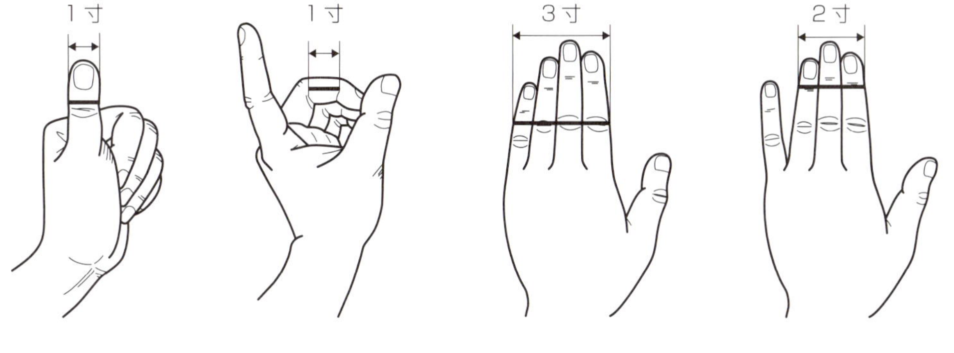

図 4-1　同身寸（日本理療科教員連盟・社団法人東洋療法学校協会編：経絡経穴概論．医道の日本社，2009.[1] より）

とがあるため，少しずつ様子を見ながら，徐々に回数を増やしたり，力を加減したりすることが必要である）．

・子どもや高齢者は刺激する力を弱めて，やさしく押して揉むようにする．
・お酒を飲んだとき，満腹時，激しい運動の後は，ツボ刺激は禁物である．
・傷や炎症のある所は避け，捻挫や骨折など怪我をしている人は行わないようにする．

3 日々の看護場面での応用

ツボ押しは，いつでもどこでも簡便なものとして，全身のツボに対して行うことができるが，日々の足浴・手浴・洗髪はツボ押しをする絶好の機会である．とくに手足には，気血水の滞りをスムーズにするといわれる多くの経穴（ツボ）がある．これから，足浴・手浴・洗髪それぞれの場面での具体例を紹介する．

洗髪の場面でのツボ押し

頭のツボを刺激することは，全身のリフレッシュにつながるといわれている．

まずは，洗髪時に頭皮全体を観察し，頭皮が緊張して硬く強張っている状態かどうかを確認する．強張っている場合は，指の腹で頭皮を十分にマッサージし，柔らかくしておく．

頭頂部のほぼ中心にある百会《ひゃくえ》は，名前の通り，百にも及ぶ体のあらゆる働きをつかさどる道筋が一堂に集まっているツボで，応用範囲も幅広い特効ツボの１つとされている．百会を押すときは，看護師の母指の腹で真っすぐ患者の体の中心に抜けるような感じで押す．百会の周り四方にある四神聡穴《ししんそうけつ》を押すことも気分爽快につながりやすい．また，米噛みの部分を押すと頭痛の軽減に効果が出ることがある．

また，風池《ふうち》は，風邪の邪気，すなわち風邪《ふうじゃ》が体の中に入って池のように留まるところとされている．「風邪入りて，邪気停滞する」と言われているツボ名の由来通り，風邪の特効ツボとして知られている．風邪の引き始めの微熱や咳が出るなどの風邪症状の他に，体がだるい，頭が重い，肩こり，ストレスの軽減などにも効果的であるといわれている．

足浴の場面でのツボ押し

患者の身体的状況によっては，ベッド上，あるいはベッドサイドの椅子に腰かけて行う．石鹸の滑りがあるときのほうがツボを押しやすい．

通常の手順にしたがって足浴を行った後に，看護師の両手掌で対象者の足底を少し持ち上げ，①看護師の人差し指から小指までの指で湧泉《ゆうせん》を中心に指圧する．次に，②足の各指の付け根の間にある八風《はっぷう》をゆっくりと押す．そして，③足の爪の脇を経絡が通っているので，爪の両脇をゆっくり押す．それから，対象者が女性の場合には，④三陰交《さんいんこう》を末梢から中枢に向かって母指でさすり上る．こうすることで，下肢の気血水の流れがよくなり，「足が軽くなった」というような自覚症状が聞かれることも多い．湯の中にオリーブオイルを一滴入れておくと，対象者の皮膚の湿潤や保護につながる．バケツの中で洗い終り，かけ流した後は，患者の足首を反対側の膝に乗せ，⑤足底の湧泉を看護師の両方の母指を重ね合わせてギューッと5～6秒間圧を加える．

患者自身がセルフケアできるように，あるいはご家族が自宅でできるように，この手法を指導するとよい．

患者の状況によっては，ベッド上で仰臥位のまま蒸しタオルで両足を温めることがある．この際は，温め終った後，⑤，②，③の順に行う．就寝前であれば，失眠《しつみん》を指圧すると程よい心地よさが得られ入眠しやすくなる．

手浴の場面でのツボ押し

全身に12本ある経絡のうち6本は手に始点と終点があるため，手には指圧の効果が脳に直結しやすい重要な経穴が集中している．患者の手先は仰臥位・起座位にかかわらず，どんな体位であろうとも比較的ケアしやすい．

手浴の後，看護師の両手小指を患者の手掌の両端の指の間にはさみ，母指で患者の両指球（母指球・小指球）全体をまんべんなく押したり揉んだりする（図4-2）．掌は自然にしていると屈曲しやすいため，看護師の両手で対象者の手を反対側にストレッチをすることで，循環がよくなり気持ちもよくなりる効果が得られる．

両指球を揉みほぐした後は，手の甲の母指と人差し指の間にある万能ツボといわれている合谷《ごうこく》を押す．次に，10本の手の爪と指腹を看護師の母指の先で，挟んだり離したりを数回繰り返す．こうすることで，手の気血水の滞りがスムーズになり，気持ちもリラックスする．

とくに両指球を揉む手法は，震災後の避難所における避難住民の体のストレッチのひとつとして実施され，ストレス解消のための一役も担った．

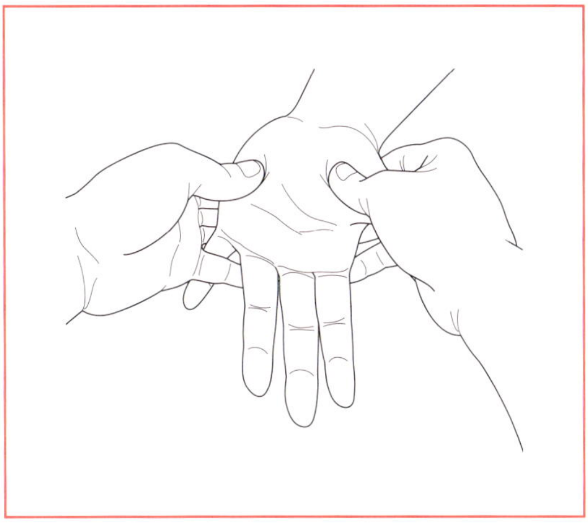

図4-2　手浴の場面でできるツボ押し

Ⅳ 看護への活用の実際

2 食養生の実際

Question1（p.8）で，東洋医学には未病を治すという考えがあることを紹介した．未病とは，一般に「体調がよくないが，西洋医学では診断がつかない．しかし，それが後に病気になるかもしれない」という状態をさす．東洋医学では，気・血・水の三要素が過不足なく身体の隅々まで巡り順調に流れている状態を「健康」と考える．これらの要素は互いに影響し合っており，いったんそのバランスが崩れたり，滞りが生じたりすると，さまざまな変調が体にあらわれる．

未病が病気に移行するのを防ぐために早め早めの対応をとって，よい健康状態を保つことが重要である．対応のひとつとして，本節では看護師が漢方ドックで担当する食養生の食性（温める食物，冷やす食物）を中心に述べることとする．

1 食物の性味について

食物の食性

漢方薬に体を温めたり冷やしたりする働きがあるように，食物にも同様の働きがある．たとえば，唐辛子や生姜を食べると，体が熱くなると感じることがあるように，食物を摂取したときに理解できるものがある．しかし，食べた感じから実感できないことも少なくない．

食物には「熱性」「温性」「平性」「涼性」「寒性」の５つの性質（食性）があるとされている（図4-3）．大きく分けると，温熱性，寒涼性，平性という性質に分類され，温熱性は体を温める性質を持つ食物，寒涼性は体を冷やす性質を持つ食物，平性は体を温めもせず冷やしもしない性質を示す（表4-2）．日常私たちが摂取している食物の多くは平性に属している．平を基準とした場合，熱は温より温める性質が強く，寒は涼より冷やす性質が強くなる．

食性を理解し，その時々の季節やそれぞれの体の状態に合わせどのような食物を取り入れたらよいかを考えてみる．体が冷えた際に表れる症状に効果のある食物が温性，熱性であり，食べると体の冷えを収め，その症状をやわらげてくれる．その反対に，体の熱がある際に現れる症状に効果のある食物は涼性，寒性であり，その熱を収める．それぞれの症状に合わせて，バランスよく取り入れることが健康につながる．

熱　性　＞　温　性　＞　平　性　＜　涼　性　＜　寒　性

熱性	温性	平性	涼性	寒性
唐辛子 ニンニク（生）など	生姜 ニラ ネギなど		レタス みかんなど スイカなど	柿 苦瓜など

図 4-3　食物の食性

体を温める食物，体を冷やす食物の例を表 4-3 にまとめた．ここで，注意しなければいけないことは，虚弱体質の方，胃腸があまり丈夫でない方が，辛味を持つ熱性の唐辛子，にんにくを食べると，体調が悪くなる場合があることである．また，生姜も同様の場合があるため注意が必要である．

表 4-2　温熱性・寒涼性食物の効能

温熱性食物	寒涼性食物
身体が温まると，内臓も温まり，内臓の働きが活発になる． 血管も同様に，温められることで血液の流れがよくなり，身体の動きが活発になる．	寒涼性の食物をとると，清熱・瀉火という作用が生じ，体内で発生するさまざまな炎症を抑えます． ※清熱＝消炎，解熱などに働く． ※瀉火＝清熱瀉火の省略語．病邪による高熱，多汗，煩渇，燥狂，鼻血などの症状を取り除く．

（日本中医食養学会編纂：現代の食卓に生かす「食物性味表」．燎原，2009．[2] から作成）

表 4-3　体を温める食物・冷やす食物

	体を温める食物	体を冷やす食物
穀類	もち米（甘），他	大麦（甘・鹹），小麦（甘），そば（甘），ハト麦（甘・淡）他
豆類・芋類	いんげんまめ（甘），納豆（甘），他	緑豆（甘），豆腐（甘），春雨，（原料：緑豆），他
野菜きのこ類	菜の花（辛），からし菜（辛），しそ（辛），高菜（苦・辛），にら（辛），にんにく〈生〉（辛），にんにくの芽（辛），ねぎ（辛），パセリ（辛），ふき（苦），よもぎ（苦・辛），かぼちゃ（甘），唐辛子，らっきょう（辛・苦），生姜（辛），玉ねぎ（甘・辛），まいたけ（甘），マッシュルーム（甘），他	小松菜（甘），アスパラガス（苦），大根〈生〉（苦・甘），クレソン（甘），セロリ（甘・苦），ほうれん草（甘），みつば（甘），アロエ（苦），きゅうり（甘），白瓜（甘），冬瓜（甘），苦瓜（苦），トマト（甘・酸），なす（甘），みょうが（苦・甘），くわい（苦・甘），ごぼう（甘・辛），たけのこ（甘），レタス（苦・甘），しめじ（甘），他
果物・果実類	あんず（甘・酸），さくらんぼ（甘），ざくろ（甘・酸），ネーブル（甘），もも（甘・酸），やまもも（甘・酸），ライチ（甘・酸），くるみ（甘），干し柿（甘・渋），他	オレンジ（甘・酸），グレープフルーツ（甘・酸・苦），みかん（甘・酸），柿（甘・渋），アボカド（甘・酸），キウイフルーツ（甘・酸），バナナ（甘），パパイヤ（甘），マンゴ（甘・酸），スイカ（甘），なし（甘・微酸），メロン（甘），他
魚介類	アジ（甘），ブリ（甘・酸），サバ（甘），サケ（甘），マグロ（甘），他	あさり（甘・鹹），ハマグリ（甘），しじみ（甘・鹹），もずく（甘・鹹），わかめ（鹹），たこ（甘・鹹），はも（甘），他
肉類	鶏肉（甘），鶏肝（甘・苦），羊肉（甘）	馬肉（甘・酸）
その他	黒砂糖（甘），山椒（辛），胡椒（辛），わさび（辛・苦），酢（酸・苦），味噌（甘・鹹），シナモン（辛・甘），紅茶（苦・甘），ジャスミン茶（辛・甘），他	白砂糖（甘），緑茶（苦・甘），麦茶（甘・鹹），醤油（鹹），ミント（ハッカ）（辛），他

（日本中医食養学会編纂：現代の食卓に生かす「食物性味表」．燎原，2009．[2] から作成）

季節と食物

季節に合わせて，また食べる人の体調をみて，適した食物で料理をつくり食べることを習慣として取り入れることで，体調をよい方向へ導くことができると考える．

春に芽を出す，うど，たらの芽，ふきのとうなど苦味の食物は，春先にこもりやすい熱を冷ます効果がある．夏になると，みずみずしいトマト，キュウリ，スイカなどが出回り，熱くなった身体を冷やしてくれる．秋になって大気が乾燥する季節には，梨や柿が出回り，肺をうるおしてくれる．冬になり寒さが本格化してくると，ゴボウ，ニンジン，レンコンなどの水分が少ない根菜類が旬を迎え，ビタミン，ミネラル，食物繊維の不足を補ってくれる．

このように，旬を迎える食物を取り入れることで，その時節に身体が必要とする栄養素を補うことがきるのである．ところが，現代社会はとても豊かで快適な世の中になり，私たちは，夏の暑さ，冬の寒さを防ぎ，便利で快適な暮らしを手に入れることができるようになった．このことが体にとっては悪い影響を及ぼしてしまっているのではないかと思われることが多く見うけられる．真夏のクーラーで身体が冷え過ぎているところに，アイスクリーム，冷たい飲み物などをいつでも口にすることができるし，世界中の見慣れない食品が日本で手に入り，街は多くの食品にあふれ，それらを自分で選択して手に入れることができる．

このような時代において，体調不良のひとつである冷えや，冷えによって引き起こされる症状に対して漢方の視点からの解決策がないか手探りしているところであるが，江戸時代に生きた貝原益軒の著書「養生訓」には次のような一節がある．このことから，江戸時代からすでに冷えに対する注意を促していたことがうかがえる．

「四季を問わず，老人から幼児まで温かいものを食べなさい．ことのほか，夏は体内に冷えが隠れているので，とくに注意が必要である．若く元気な人も温かいものを食べるべきである．生もの，冷たいものを食べないこと．滞りやすく，また下痢しやすい．冷えた水も多く飲んではならない．」

陰　陽

漢方における病態把握のひとつに陰陽の捉え方がある（p.30，表 1-4 参照）．

身体には，陰と陽の両側面があり絶えず変化している．体が冷えている状態，つまり寒がり，冷え性などは陰の状態にある．このような人は，温める食物から意識してとるようにするとよい．体に熱がこもっている状態の熱がりは陽の状態にある．このような人は，冷やす食物から意識してとるようにするとよい．自身の身体の状態を把握し，今何を食べたらよいかを判断して適した食物を工夫して選ぶことが大切なのである．

寒がり，冷え性がある場合は意識して温める食物を選ぶが，冷やす食物を食べてはいけないということではなく，冷やす食物を食べる場合には食べ方を工夫すればよい．冷やす食物を食べるときは，温めるとその性質を緩和させることができるからである．また，冷たいものを口にした後に温かい飲み物を飲む，冷やす食物を食べるときに温める食物と一緒に食べるなどの工夫もある．その他の工夫については，症例（p.110 ～）を参照．

2 食物の味 —五味

すべての食物には味があるが，東洋医学では，「陰陽五行説」に基づいて，味を5つに分類している（五味，p.91）．酸（酸っぱい）・苦（苦い）・甘（甘い）・辛（辛い）・鹹（塩からい）の5つであるが，味そのものがそれぞれの効能を持っている（表4-4）．また，五味は五臓を養うと考えられ，酸味の食物は肝を，苦味の食物は心を，甘味の食物は脾を，辛味の食物は肺を，鹹味は腎を養うと考える（p.91，表3-17）．

五味は，実際に舌で感じる味と一致する場合もあるが，必ずしもそうとは限らず，ひとつの食物が二味，三味の味をもつ場合もある．

表4-4 五味の効能

酸 味	出過ぎるものを収め，渋らせる・他
苦 味	体の熱を冷まし，湿を取り除く・他
甘 味	滋養作用・胃などの緊張をゆるめ，痛みをとる・他
辛 味	体を温め発汗させる・他
鹹 味	軟堅，しこりをやわらげる・他

3 食物の帰経

食物が，五臓六腑（肝・心・脾・肺・腎の五臓と，胆・小腸・胃・大腸・膀胱・三焦の六腑）のどの部位に働くかを表したのが帰経である（表4-5）．

表4-5 五味，五臓，五腑の関係表

五 味	五 臓	五 腑
酸 味	肝	胆
苦 味	心	小腸
甘 味	脾	胃
辛 味	肺	大腸
鹹 味	腎	膀胱

4 食物の効能

食物にはそれぞれ効能がある．現代栄養学の立場では，三大栄養素，ビタミン，ミネラルなどの効能を説いているが，ここでは，もう少し異なる観点からみていくことになる．

筆者の所属する研究所では，帰経と効能に基づいて食物を気・血・水別に分類し，食養生に活かしている．漢方医学は患者の自覚症状を重視するため，当研究所の漢方ドックでは，患者の自

表 4-6　自覚症状から分類する気・血・水・タイプ

タイプ１　気　虚	エネルギー（気）の量不足状態の症状
身体がだるい，気力がない，疲れやすい，日中に睡気がある，食欲が低下している，風邪をひきやすい，物事に驚きやすい，他	
タイプ２　気うつ	エネルギー（気）はあるものの，上手く流れず停滞している状態の症状
抑うつ傾向がある，頭重，頭帽感がある，喉のつかえ感がある，胸のつまった感じがある，あばら骨の下につかえ感がある，お腹が張りやすい，朝起きにくく調子が出ない，おならが出やすい，ゲップが多い，他	
タイプ３　気　逆	エネルギー（気）の循環がうまくゆかず下から上へ逆流している状態の症状
冷えのぼせを感じる，突然動悸がする，発作的に頭痛がする，嘔吐しやすい，吐き気がよくある，顔が真っ赤になるほど咳こむ，物事に驚きやすい，焦燥感に襲われる，急に顔が赤く熱くなる，気が逆流してしまう，他	
タイプ４　血　虚	血の量が不足している状態の症状
集中力が低下しやすい，寝つきが悪い，眠りが浅い，睡眠中に途中で目がさめる，眼精疲労がある，こむらがえりが起こりやすい，顔色が悪い，頭髪が抜けやすい，皮膚が乾燥して荒れやすい，あかぎれができやすい，爪の異常がある，他	
タイプ５　瘀　血	瘀血（血の流れが滞っている状態）の症状
目の周りにクマができやすい，あざができやすい，生理痛がひどい，痔がある，他	
タイプ６　水　滞	水滞（水が一部で滞っていたり不足している状態）の症状
身体が重い感じがする，拍動性の頭痛がある，車酔いしやすい，めまい，めまい感がある，立ちくらみしやすい，水様の鼻汁が出やすい，つば（唾液）が出やすい（溜まりやすい），泡のような痰が出やすい，お腹でグルグル音がする，朝に手がこわばる，むくみやすい，水のような下痢をしやすい，尿量が少ない，尿量が多い，他	

覚症状と医師の診察所見から気・血・水バランスをスコア化し，患者の個別指導に役立てている．

自覚症状は表 4-6 に示す６つのタイプに分類されるが，６つのタイプにぴったり当てはまる自覚症状があるからといって，そのタイプにおすすめの食物（表 4-7）だけを食べればよいのではなく，日々の食卓に一品取り入れてみる工夫をすればよい．

食養生では，胃腸を整えることに重点をおきながら，季節の食物，そして自分に必要な食物を取り入れることが基本となる．その要点は以下の通りである．

①旬のものを取り入れる
②いろいろな味と働きのある食物を少しずつ食べる
③腹八分でとどめる
④個々に合った食物を取り入れた献立を考える
⑤胃腸に負担となるような食物は食べ過ぎない
⑥胃腸に負担となるような取り方はしない

表 4-7　タイプ別おすすめの食物

	穀　物	肉・魚介類	豆・いも・野菜・キノコ類	その他
タイプ 1 気　虚	白飯，もち米，黒米，そば，大麦，小麦，ハト麦，他	牛肉，豚肉，鶏肉，鶏肝，鶏卵，鴨肉，カツオ，ホタテ，サバ，タイ，ブリ，ウナギ，エビ，タラ，スズキ，アユ，アワビ，イカ，他	インゲンマメ，そら豆，大豆，豆腐，カボチャ，ジャガイモ，里芋，山芋，トウモロコシ，椎茸，ニラ，ブロッコリー，ニンジン，キクラゲ（黒），生姜，他	アンズ，もも，ブドウ，クリ，くるみ，ナツメ，蜂蜜，黒ゴマ，牛乳，麦茶，他
タイプ 2 気うつ	小麦，他	アジ，サケ，エビ，サンマ，タラ，ホタテ，他	ニラ，にんにく，シソ，ネギ，三つ葉，セロリ，春菊，ニンジン，パセリ，バジル，キャベツ，ピーマン，カブ，生姜，他	リンゴ，ミカン，オレンジ，ネーブル，イチゴ，柿レモン，紅茶，緑茶，シナモン，ミント，もずく，他
タイプ 3 気　逆	大麦，そば，他	ニジマス，他	ニラ，ニンジン，パセリ，カブ，他	ユズ，スダチ，麦茶，黒胡椒，他
タイプ 4 血　虚	黒米，他	牛肉，牛肝，豚肉，豚肝，鶏肉，鶏肝，鶏卵，カツオ，ホタテ，サバ，ブリ，マグロ，ウナギ，スズキ，カニ，イカ，他	黒大豆，キクラゲ（黒），ほうれん草，ニンジン，キャベツ，カボチャ，他	ブドウ，ナツメ，クリ，黒ゴマ，牛乳，他
タイプ 5 瘀　血	黒米	アジ，サケ，サンマ，ウナギ，他	あずき，黒大豆，納豆，キクラゲ（黒），小松菜，ニラ，パセリ，三つ葉，玉ネギ，セロリ，ナス，みょうが，他	ネーブル，酢，紅茶，緑茶，ジャスミン茶，紅花，他
タイプ 6 水　滞	そば，ハト麦，トウモロコシ，他	鴨肉，スズキ，アユ，アワビ，カニ，しじみ，はまぐり，あさり，他	あずき，そら豆，大豆，豆腐，里芋，黒大豆，春菊，セロリ，白菜，ネギ，玉ネギ，トマト，キュウリ，なす，他	アンズ，ブドウ，スイカ，もも，ミカン，ユズ，紅茶，緑茶，ジャスミン茶，白ゴマ，豆乳，もずく，わかめ，他

5 漢方ドックでの症例

症例 1　性別：女性，年齢：30 歳代前半，BMI：20，職業：主婦

X 年 7 月に漢方ドック受診

漢方的診断

・陰性体質

・気・血・水スコアでは，瘀血，気逆が認められた．

ふだんの体質傾向（自覚症状）

・寒がり（手，足），月経困難，月経痛がある．

・汗が出にくい水分をよくとる，など

食養生に関係する生活習慣

・1 日 2 食のことが多く，1 年中冷たいものを飲む．

・夫の帰宅に合わせるため，夕食は 24 時頃で寝るのは深夜 2 時頃となる．

指導内容の一部

・旬の食物を取り入れたバランスのよい食事を心がけましょう．

・体の冷えがみられるので，体を冷やす食物より体を温める食物がおすすめです．

・食事の回数が朝夕の 1 日 2 回では，日中の活動エネルギーが得られません．冷えにも影響を与えるため 1 日 3 回の食事を心がけましょう．

・食事は，内容や回数だけではなく，とる時間も大切です．夕食をとる時間が遅いと寝る時間も遅くなり生活のリズムがくずれてしまいます．遅くとも寝る 3 時間前までに夕食をとるようにし，生活のリズムを整えましょう．

・夏場の室内はクーラーがきいていて，身体を冷やす危険があります．喉が渇いても，飲みすぎないように，うるおす程度にしましょう．

・夏場の飲み物は，常温，もしくは氷なしがよいでしょう．しかし，冷えを感じるようでしたら温かくして飲みましょう．

瘀血・気逆の方におすすめの食物を使ったときの工夫例

・夏が旬で，瘀血の方におすすめの食物にナスがある．ナスは冷やす性質があるが，料理では体を温める性質をもつ，生姜，ネギ，しその薬味といっしょにとることで，ナスの冷やす性質が緩和される．薬味としてとるため，たくさんとる必要はない．

・同じく夏が旬で瘀血の方におすすめの食物にミョウガがある．ミョウガも冷やす性質があるため，お味噌汁などに入れて温かいうち食べると，ミョウガの冷やす性質が緩和される．

・夏が旬で気逆の方におすすめの食物にニジマスがある．ムニエルなどにして，香辛料の黒コショウを使用するとよい．

・果物は常温で食べることをおすすめする．水分の多い果物は，レンジで温めたり，コンポートにしたりするのもすすめられる．体を冷やす性質の果物は，食べた後に温かい飲み物で体を温めるようにするとよいでしょう．

症例2　性別：女性，年齢：40歳代後半，BMI：19，職業：編集の仕事PC作業

X年6月に漢方ドック受診

漢方的診断

・陰性体質，胃腸虚弱

・気・血・水スコアは，気虚，血虚，気逆，瘀血，水滞が認められた．

ふだんの体質傾向（自覚症状）

・寒がり，冷え，冷えのぼせがある．

・疲れやすい，だるい，汗をかきやすい，手足のむくみがある．

・食後に眠気，だるさがある，あざができやすい，爪がもろい，など

食養生に関係する生活習慣

・食生活では問題がないと考えている．

・コーヒー，紅茶を各々2～3杯/日程度飲む．

・朝は空腹感がなく，コーヒーとビスケットなどで軽くすませてしまうことが多い．

指導内容の一部

・旬の食物を取り入れたバランスのよい食事を心がけましょう．

・体の冷えがみられるので，体を冷やす食物より体を温める食物がおすすめです．

・胃腸が弱いようなので，胃腸に優しく消化のよいものを選びましょう．

気虚・血虚・水滞の方におすすめの食物を使った時の工夫例

（食養生では，とくにスコアの高かった気虚・血虚・水滞について指導を行った．）

・肉などの脂肪は消化に時間がかかり，胃腸の負担になるため，脂肪の少ない豚牛のもも肉やヒレ肉，ひき肉は脂肪の少ないひき肉，鶏肉は皮なしをおすすめする．

・白身魚や豆腐は消化のよい食物である．煮たり蒸したり焼いたりするほうが胃腸への負担が軽減される．ただし，加熱しすぎないように注意する．大根や生姜などの薬味を添えると消化を助け，胃腸の負担をやわらげる働きがある．ただし，薬味として考えて適量にする．

・果物がお好きなようなので，冷蔵庫で冷たくせず電子レンジで温めたり，コンポートにしたりする．体を冷やす性質の果物を食べた後は，温かい飲み物で身体を温める．果物は完熟のもののほうが消化がよい．

・コーヒー，紅茶などのカフェインを含んだ嗜好飲料は，胃の負担になるため1日1～2杯までとする．麦茶，そば茶，ハト麦茶，黒豆茶には，カフェインが含まれていない．しかし，麦茶，そば茶，ハト麦茶は，身体を冷やす性質があるため温かくして飲む．番茶・玄米茶は，煎茶に比べカフェイン量が少ないお茶である．

症例3　性別：男性，年齢：60歳代前半，BMI：22，無職

X年11月に漢方ドック受診

漢方的診断

・冷えやほてりがなくバランスのとれた状態

・気・血・水スコアは水滞，気虚が認められた．

ふだんの体質傾向（自覚症状）

・食後に眠気やだるさを感じる，皮膚が乾燥して荒れやすい．

・むくみやすい，水のような下痢をしやすい，など

食養生に関係する生活習慣

・外食が多い．

・食事の量と時間に注意している．

・冷たい飲み物は夏の間だけにしている．

指導内容の一部

・旬の食物を取り入れたバランスのよい食事をこころがけましょう．

・体の冷えやほてりはみられませんでした．体を温める食物と体を冷やす食物をバランスよくとって，現在の状態を保ちましょう．

・胃腸があまり丈夫でないようなので，胃腸の負担になりやすい脂っこいもの，冷たいもの，生もの，辛いもの，甘いものをとり過ぎないようにしましょう．

水滞・気虚の方におすすめの食物を使った時の工夫例

・肉などの脂肪は，消化に時間がかかり胃腸の負担になる．胃腸が弱く，検査では，中性脂肪，総コレステロールが高く，HDLコレステロール値が低く，中等度の動脈硬化もみられ，腹囲も基準値よりやや大きかったため，赤身の肉や脂肪の少ないひき肉，鶏肉は皮なしのほうがおすすめである．油を使った料理は1日2品までにするとよい．

・魚には血液をサラサラにするEPA・DHAという物質が豊富に含まれており，青魚にはとくに多く含まれているのでおすすめである．調理方法としては，ホイル焼き，煮魚，刺身とすると，効率よくEPA・DHAをとることができる．

・コーヒーにはカフェインが含まれており胃の負担になるため，飲み過ぎないように注意する．麦茶，ハト麦茶，そば茶・黒豆茶にはカフェインが含まれていない．しかし，麦茶，ハト麦茶，そば茶は体を冷やす性質があるため，寒い季節には温かくして飲むことをおすすめする．

コラム ツボ押しを看護実践の場で活用してみて

私は，がん看護学演習の一環として東洋医学に関する研修を受けた．研修では，診察をしているときの医師の手，目線，会話に着目し，病棟に戻って何か看護にいかせる技術を身につけたいと考え，診察を見学していた．そこで目にしたことは，患者が医師を信頼していること，そして患者が納得できるように患者の話を聴き，治療法を伝え，患者が納得できるまでていねいな診察をしていたことである．研修中は，気血水，陰陽，虚実などの基本概念を学び，鍼灸やツボについて興味を持って学習した．そして，簡単に継続でき，看護にいかせるツボはないか検討した．

選んだのは，足の裏のかかとの真ん中にある失眠とよばれるツボである．入院療養中の患者の多くは不眠を訴えているため，以前にも入眠を促すために足浴など試みたことがあるが，準備や実施に時間がかかり継続して実践することができず，不眠に対しては内服に頼りがちになっていた．一方，失眠のツボ刺激は，母指で足首の方向にぎゅっと押すだけの行為であり，誰でも簡単に継続できると考えられた．そこで，不眠を訴える患者には，消灯前にベッドサイドで失眠のツボ押しを試みることにした．

1カ月間継続した結果，患者からは「看護師が夜の忙しいときに足をもんでくれて，よく話を聴いてくれるようになった」と不眠への効果に対する言葉ではないものの，看護に対する患者からの評価は向上した．さらに2カ月後には「以前より眠りにつくまで早くなった」「朝目覚めがよくなった」などの評価も聞かれるようになった．また，毎日睡眠薬を内服していた患者が，内服なしで入眠できる日もあるようになった．

これらが，失眠の刺激による効果かどうかは定かではない．しかし，確実にいえることは，たとえ短時間であっても，ベッドサイドでの看護師のツボ刺激を中心とした寄り添いに患者が満足感を得，また，看護師の満足感も向上したということである．その後も，患者自身や家族でもツボ刺激の実践が継続できるように指導することで，内服だけに頼らない入眠への移行を促している．

今後は不眠だけではなく，他のツボ刺激も取り入れられるように経絡に関する知識とツボ刺激の技術の向上に努め，実践の場を広げていきたいと考えている．

文　献

Ⅰ

[1] 張瓏英・山口恭廣：臨床中医学入門．p.17，金剛出版，1993．

以下，参考文献

・小曽戸洋：漢方の歴史—中国・日本の伝統医学（あじあブックス）．大修館書店，1999．

・佐藤弘：漢方治療ハンドブック．南江堂，1999．

Ⅱ

[1] Bernard Lown 著，小泉直子訳：治せる医師・治せない医師．p.29，築地書館，1998．

[2] 木村容子・他：大柴胡湯およびその加減方が有効な全身倦怠感，易疲労感について．日本東洋医学雑誌，61(2)：147-153，2010．

[3] 佐藤弘：漢方治療ハンドブック．p.93，南江堂，1999．

[4] 篠原昭二・他．日本の鍼灸診療方式の現状と問題点．「鍼灸臨床の科学」．西條一止監修．p.24．医歯薬出版，2000．

[5] Janet G. Travell, David G. Simons：Myofascial pain and dysfunction：The trigger point manual. Baltimore, Williams & Wilkins，1998，川原群大訳，トリガーポイントマニュアル筋膜痛と機能障害Ⅰ，pp.1-5，エンタープライズ，1992．

[6] 川喜田健司：トリガーポントとは何か？ その成因について．医道の日本，63(10)：32-35，2004．

[7] Janet G. Travell, David G. Simons：Myofascial pain and dysfunction：The trigger point manual. Baltimore, Williams & Wilkins, 1998，川原群大訳，トリガーポイントマニュアル筋膜痛と機能障害Ⅱ，p.347-370，エンタープライズ，1992．

[8] 経絡治療学会編纂：日本鍼灸医学．第5版，pp.164-173，経絡治療学会，2005．

[9] 山田慶兒：中国医学はいかにつくられたか．p.42，岩波新書，1999．

[10] 木下晴都：経絡判定としての腹診．漢方の臨床，6(9)：21-23，1954．

[11] 日本東洋医学会学術教育委員会編集：入門漢方医学．第6版，pp.76-80，南江堂，2005．

[12] 前掲 10）p.22．

[13] 吉川信：消化器疾患と漢方治療—鍼灸の立場から—．診断と治療，84(2)：215-221，1996．

[14] 邱茂良・他：中医針灸学の治法と処方．pp.8-12，東洋学術出版社，2001．

[15] 石川太刀雄：内臓体壁反射．pp.43-60．木村書店，1994．

[16] 前掲 15）p.59．

[17] F. Dittmar. E. Dobner：Die neurotopische Dignose und Therapie innrer Krankheiten Ein Leitfaden fur Die aeztliche Praxis. 間中善雄 訳「内科疾患の神経領帯療法」．p22．医道の日本，1982．

以下，参考文献

・張瓏英・山口恭廣：臨床中医学入門．金剛出版，1993．

Ⅲ

[1] 吉川信：灸刺激が生体免疫能に及ぼす影響．シンポジウム「老化と鍼灸の役割」，第47回日本東洋医学会学術総会，横浜，日本東洋医学雑誌要旨集，46(6)：66，1996.

[2] 天津中医薬大学・学校法人後藤学園編，兵頭明監訳・学校法人後藤学園中医学研究所訳：針灸学（経穴編）．p.48, 53, 60, 67, 73, 79, 84, 91, 97, 102, 109, 115 東洋学術出版社，1997.

[3] 天津中医学院・学校法人後藤学園：針灸学（臨床篇）．pp.14-16，東洋学術出版社，1997.

[4] 水嶋丈雄：鍼灸医療への科学的アプローチ．pp.7-17，三和書籍，2005.

[5] Joseph Needham, Lu Gwei-Djen, Celestial Lancets：A History and Rationale of Acupuncture and Moxa．橋本敬造・他訳，中国のランセット，pp.60-62，創元社，1989.

[6] 今村隆神針訳：腧穴学（中医薬大学全国共通教材）．pp.51-54，たにぐち書店，2005.

[7] 王暁明・他：経穴マップ．pp.170-171，医歯薬出版，2004.

[8] 篠原昭二：上腕二頭筋の遅発性筋痛が魚際穴付近の圧痛閾値に及ぼす影響について．全日本鍼灸学会雑誌，55(1)：31-33，2005.

[9] A. Sato, Y. Sato, R. F. Schmidt：The Impact of Somatosensory Input on Autonomic Functions．山口眞二郎監訳，体性—自律神経反射の生理学，pp.169-172，シュプリンガー・ジャパン，2007.

[10] 佐藤優子：体性—自律神経反射．CLINICAL NEUROSCIENCE 自律神経，15(4)：66，1997.

[11] 石川太刀雄：内臓体壁反射．pp.245-249，木村書店，1994.

[12] 前掲 7)，p.167,179.

[13] 趙吉平：下合穴．中医臨床，13(4)：82-83，1992.

[14] 殷克敬：下合穴の臨床応用，中医臨床，(6) 1：80-82．1985.

[15] Howard L. Fields：PAIN．神山洋一郎監訳，ペイン痛みに携わるすべての人に，pp.147-179，医道の日本社，1994.

[16] 杵渕彰：精神科の漢方治療概論．現代東洋医学，(14) 4：51-55，1993.

[17] 山﨑英輝・他：指圧・マッサージの基礎知識．「ナースのための補完・代替療法の理解とケア」．川嶋朗編集，pp.38-44，学研，2004.

[18] 西條一止：臨床鍼灸学を拓く．pp.13-21，医歯薬出版，2003.

[19] 根本幸夫・他：陰陽五行説．第4版，pp.176-182，薬業時報社，1991.

[20] P.M.F.Nogier：Handbook To Auriculotherapy．吉川正行訳「耳針法治療の実際」．p.4，エンタプライズ，1989.

[21] 佐藤弘：消化器領域における漢方の薬理作用　肝障害に対する漢方の作用．消化器の臨床，14(3)：258-262，2011.

[22] 水上勝義：アルツハイマー型認知症と漢方．老年精神医学雑誌，22(5)：531-537，2011.

[23] 佐藤弘：六君子湯—近代医学と漢方医学の接点—．東京都医師会雑誌，62(4)：337-340，2009.

[24] 寺澤捷年・他編：EBM 漢方．第2版，p.129-132，医歯薬出版，2007.

[25] 貝原益軒著，石川謙編纂：養生訓・和俗童子訓．岩波書店，1961.

[26] 三井洋司：不老不死のサイエンス．pp.192-199，新潮社，2006.

[27] 大友英一：ぼけとアルツハイマー．pp.139-142，平凡社，2006.

[28] 日本中医食養学会編纂：現代の食卓に生かす「食物性味表」．燎原，2009.

以下，参考文献

・佐藤弘：漢方治療ハンドブック．南江堂，1999.

Ⅳ

[1] 日本理療科教員連盟・社団法人東洋療法学校協会編：経絡経穴概論．医道の日本社，2009.

[2] 日本中医食養学会編纂：現代の食卓に生かす「食物性味表」．燎原，2009.

以下，参考文献

・貝原益軒・松宮光伸訳注：口語養生訓．日本評論社，2000.

・寺澤捷年：症例から学ぶ和漢診療学．第3版，医学書院，2011.

索　引

看護師のための東洋医学入門　ISBN978-4-263-23565-2

2012年3月20日　第1版第1刷発行
2023年1月10日　第1版第2刷発行

著者　下平唯子
佐藤弘
吉川信
清藤和子

発行者　白石泰夫

発行所　医歯薬出版株式会社

〒113-8612 東京都文京区本駒込1-7-10
TEL. (03)5395-7618(編集)・7616(販売)
FAX. (03)5395-7609(編集)・8563(販売)
https://www.ishiyaku.co.jp/
郵便振替番号 00190-5-13816

乱丁，落丁の際はお取り替えいたします　印刷・教文堂／製本・榎本製本